Jason Hsu
Allen Chiang

Richard L. Lindstrom
丛书主编　理查德·L.林德斯特伦

U0866576

临床眼科袖珍指南丛书

视网膜疾病袖珍指南

The Pocket Guide to Medical Retina

主　编　〔美〕杰森·许
艾伦·蒋
主　译　何　伟　徐　玲　安良宝　张彤彤

天津出版传媒集团
天津科技翻译出版有限公司

著作权合同登记号:图字:02-2022-017

图书在版编目(CIP)数据

视网膜疾病袖珍指南 / (美) 杰森·许 (Jason Hsu), (美) 艾伦·蒋 (Allen Chiang) 主编;何伟等主译. —天津:天津科技翻译出版有限公司, 2023.4
(临床眼科袖珍指南丛书)
书名原文: The Pocket Guide to Medical Retina
ISBN 978-7-5433-4309-2

Ⅰ. ①视… Ⅱ. ①杰… ②艾… ③何… Ⅲ. ①视网膜疾病-指南 Ⅳ. ①R774-62

中国国家版本馆 CIP 数据核字(2023)第 011214 号

授权单位:SLACK Incorporated
出　　版:天津科技翻译出版有限公司
出 版 人:刘子媛
地　　址:天津市南开区白堤路 244 号
邮政编码:300192
电　　话:(022)87894896
传　　真:(022)87893237
网　　址:www.tsttpc.com
印　　刷:天津海顺印业包装有限公司
发　　行:全国新华书店
版本记录:787mm×1092mm　32 开本　10 印张　226 千字
2023 年 4 月第 1 版　2023 年 4 月第 1 次印刷
定价:88.00 元

(如发现印装问题,可与出版社调换)

译者名单

主　译　何　伟　徐　玲　安良宝　张彤彤

译　者（按姓氏汉语拼音排序）

安良宝　付艳斌　何　伟　李晓彤

李云艳　刘洺杨　商铭鑫　王　迪

王　爽　徐　玲　姚　丽　张璐璐

张彤彤　赵嘉慧

主编简介

Jason Hsu，医学博士，Wills 眼科医院视网膜服务部与视网膜研究所的联合主任，Thomas Jefferson 大学 Sidney Kimmel 医学院的眼科副教授。他获得了宾夕法尼亚大学医学院的医学学位，并被选入 Alpha Omega Alpha 医学荣誉协会，随后在宾夕法尼亚大学 Scheie 眼科研究所和 Wills 眼科医院担任眼科住院医师。他目前还是 Wills 眼科-Mid Atlantic Retina 的合伙人。

Hsu 博士是美国视网膜学会、视网膜专家协会(ASRS)、美国眼科学会(AAO)和眼科研究协会(ARVO)的正式成员。他是视网膜学会网站和通讯委员会的主席，也是 AAO 眼科新闻和教育(ONE)线上视网膜/玻璃体委员会成员。他获得了 ASRS 荣誉奖、ASRS 高级荣誉奖及 AAO 成就奖。

他的学术成就包括 200 多篇同行评议的出版物、社论、图书章节和科学摘要。除了在 AAO 年会上担任课程讲师和研讨会主席之外，Hsu 博士还在数十个国家和国际眼科会议上发表了科技论文。他是《视网膜案例和简要报告》《今日视网膜》《视网膜专家》的编辑委员会成员。他是《眼科时评》和《ASRS 视网膜时报》的栏目编辑，也是所有主要眼科杂志的同行评审员。此外，Hsu 博士曾在 Wills 眼科医院担任多项与老年性黄斑变性、糖尿病性视网膜病变、葡萄膜炎和视网膜静脉阻塞相关的国内外临床试验的首席研究员或联合研究员。

Allen Chiang，医学博士，Thomas Jefferson 大学 Sidney Kimmel 医学院的眼科副教授，Wills 眼科医院视网膜服务部的正式成员。他获得了纽约大学的 Alpha Omega Alpha 荣誉医学学位，随后在加州大学洛杉矶分校的 Stein Eye 眼科研究所进行了眼科住院医师培训，并获得了外科和临床研究优秀住院医师奖。然后，他在 Wills 眼科医院完成了视网膜疾病相关手术的研究，并获得了 William Tasman 医学博士奖。结束旧金山湾区的执业后他回到费城，目前是 Wills 眼科–Mid Atlantic Retina 的合伙人。

他的学术成就包括 80 多篇同行评议的期刊文章、社论、教科书章节和科学摘要。Chiang 博士是 Wills 眼科医院同行评审委员会成员，Wills 眼科–Mid Atlantic Retina 委员会、AAO、ONE 视网膜/玻璃体网络编辑委员会成员，以及多个眼科杂志的特别评审员。他积极参与临床研究，是多项黄斑变性和糖尿病性视网膜病变临床试验的首席研究员。他是视网膜学会、ASRS、AAO、ARVO 和 Vit Buckle 学会的成员，曾获 ASRS 荣誉奖。

编者名单

Musa Abdelaziz, MD
The Retina Group of Washington
Washington, DC

Christopher M. Aderman, MD
EyeHealth Northwest
Portland, Oregon

Roozbeh Akhtari, MD
Glaucoma Fellowship
Emory University
Atlanta, Georgia

Tomas S. Aleman, MD
Scheie Eye Institute
Perelman Center for Advanced Medicine Department of Ophthalmology
University of Pennsylvania
Philadelphia, Pennsylvania

Ferhina S. Ali, MD, MPH
Sierra Eye Associates

Reno, Nevada

Paul S. Baker, MD
Pennsylvania Retina Specialists
Camp Hill, Pennsylvania

Alok S. Bansal, MD
Clinical Assistant Professor of Ophthalmology
The University of California, San Francisco
San Francisco, California

Cagri G. Besirli, MD, PhD
Department of Ophthalmology and Visual Sciences
University of Michigan
Ann Arbor, Michigan

Durga S. Borkar, MD
Assistant Professor of Ophthalmology
Vitreoretinal Surgery and Diseases
Duke University Eye Center
Durham, North Carolina

Kevin Broderick, MD
The Retina Group of Washington
Chevy Chase, Maryland

Jordan D. Deaner, MD
Wills Eye Hospital
Philadelphia, Pennsylvania
Cole Eye Institute

Cleveland Clinic
Cleveland, Ohio

Michael Dollin, MD, FRCSC
The Ottawa Hospital
University of Ottawa Eye Institute
Ottawa, Ontario, Canada

James P. Dunn, MD
Director, Uveitis Unit
Retina Division
Wills Eye Hospital
Professor of Ophthalmology
Sidney Kimmel Medical College
Thomas Jefferson University
Philadelphia, Pennsylvania

Sunir J. Garg, MD, FACS
Professor of Ophthalmology
Co-Director Retina Research Unit
Retina Service of Wills Eye Hospital
Thomas Jefferson University
Philadelphia, Pennsylvania
Editor in Chief
Retina Times
Chicago, Illinois

Sean T. Garrity, MD
New England Eye Center
Boston, Massachusetts

Adam T. Gerstenblith, MD
Mid Atlantic Retina Specialists
Hagerstown, Maryland

Kalla A. Gervasio, MD
Department of Ophthalmology
Wills Eye Hospital
Philadelphia, Pennsylvania

Shilpa Gulati, MD, MS
New England Eye Center
Ophthalmic Consultants of Boston
Boston, Massachusetts

Allen C. Ho, MD, FACS
Attending Surgeon and Director of Retina Research
Wills Eye Hospital
Professor of Ophthalmology
Thomas Jefferson University
Mid Atlantic Retina
Philadelphia, Pennsylvania

Samuel K. Steven Houston III, MD
Florida Retina Institute
Lake Mary, Florida

Sasha Hubschman, MD
Department of Ophthalmology
Bascom Palmer Eye Institute
Miller School of Medicine

University of Miami
Miami, Florida

Thomas Jenkins, MD
Retina Institute of Virginia
Richmond, Virginia

Sundeep K. Kasi, MD
The Retina Group of Washington
Washington, DC

Ashley Khalili, MD
Northwell Health
Great Neck, New York

M. Ali Khan, MD
Retina Service of Wills Eye Hospital
Assistant Professor of Ophthalmology
Sidney Kimmel Medical College
Thomas Jefferson University
Philadelphia, Pennsylvania

Michael A. Klufas, MD
Retina Service of Wills Eye Hospital
Assistant Professor of Ophthalmology
Thomas Jefferson University
Philadelphia, Pennsylvania

Raymond Ko, MD, FRCSC, BSc
The Ottawa Hospital

University of Ottawa Eye Institute
Ottawa, Ontario, Canada

Hannah Levin, BS
Wills Eye Hospital
Thomas Jefferson University
Philadelphia, Pennsylvania

Nikolas J. S. London, MD
Retina Consultants
San Diego, California

Douglas R. Matsunaga, MD
Wills Eye Hospital
Philadelphia, Pennsylvania

Sonia Mehta, MD
Wills Eye Hospital
Philadelphia, Pennsylvania

Phoebe L. Mellen, MD
Wills Eye Hospital
Philadelphia, Pennsylvania

Eugene A. Milder, MD
North Carolina Retina Associates
Raleigh, North Carolina

Anthony Obeid, MD
Wills Eye Hospital

Philadelphia, Pennsylvania

Carl H. Park, MD
Retina Service of Wills Eye Hospital
Assistant Professor
Thomas Jefferson University
Philadelphia, Pennsylvania

Samir Patel, MD
Wills Eye Hospital
Mid Atlantic Retina
Thomas Jefferson University
Philadelphia, Pennsylvania

Travis J. Peck, MD
Wills Eye Hospital
Philadelphia, Pennsylvania

John D. Pitcher III, MD
Vice President
Eye Associates of New Mexico
Medical Director
Vision Research Center
Assistant Professor of Ophthalmology
University of New Mexico
Albuquerque, New Mexico

Ehsan Rahimy, MD
Palo Alto Medical Foundation
Palo Alto, California

David C. Reed, MD
Ophthalmic Consultants of Boston
Boston, Massachusetts

Carl D. Regillo, MD
Director Retina Service of Wills Eye Hospital
Professor of Ophthalmology
Th omas Jefferson University
Philadelphia, Pennsylvania

David Y. Rhee, MD
Partner Long Island Vitreoretinal Consultants
Clinical Assistant Professor of Ophthalmology
Hofstra University
Retina Department
Northwell Health Hospital System
Long Island, New York

Chirag P. Shah, MD, MPH
Ophthalmic Consultants of Boston
Assistant Professor
Tufts University School of Medicine
Lecturer
Harvard Medical School
Boston, Massachusetts

Carol L. Shields, MD
Director Ocular Oncology Service
Wills Eye Hospital
Philadelphia, Pennsylvania

Meera D. Sivalingam, MD
Ophthalmology Resident
Wills Eye Hospital
Thomas Jefferson University
Philadelphia, Pennsylvania

Elizabeth Maureen Sledz, MD
University of New Mexico
School of Medicine
Class of 2020, MD Candidate
Albuquerque, New Mexico

Rebecca R. Soares, MD, MPH
Ophthalmology Resident
Wills Eye Residency Program at Jefferson
Philadelphia, Pennsylvania

Mohamed K. Soliman, MD, MSc
Department of Ophthalmology
Assiut University Hospitals
Faculty of Medicine
Assiut University
Assiut, Egypt

Jayanth Sridhar, MD
Assistant Professor of Clinical Ophthalmology
University of Miami
Miami, Florida

Maxwell S. Stem, MD

Pennsylvania Retina Specialists
State College, Pennsylvania

Philip P. Storey, MD, MPH
Austin Retina
Austin, Texas

Daniel Su, MD
Retina-Vitreous Associates Medical Group
Los Angeles, California

Katherine E. Talcott, MD
Cole Eye Institute
Cleveland Clinic
Cleveland, Ohio

Matthew Trese, DO, MA
Beaumont Eye Institute
William Beaumont School of Medicine
Oakland University
Royal Oak, Michigan

Joshua H. Uhr, MD
Wills Eye Hospital
Thomas Jefferson University
Philadelphia, Pennsylvania

Priya Sharma Vakharia, MD
The Retina Group of Washington
Greenbelt, Maryland

James F. Vander, MD
Attending Surgeon
Retina Service of Wills Eye Hospital
Clinical Professor of Ophthalmology
Thomas Jefferson University
Philadelphia, Pennsylvania

Michael J. Venincasa, MD
Bascom Palmer Eye Institute
Miami, Florida

Eric D. Weichel, MD
Georgetown University
Washington Hospital Center
Washington, DC

Turner D. Wibbelsman, BS
Retina Service of Wills Eye Hospital
Philadelphia, Pennsylvania

Andre J. Witkin, MD
New England Eye Center
Boston, Massachusetts

Connie M. Wu, MD
Wills Eye Hospital
Philadelphia, Pennsylvania

Thomas J. Wubben, MD, PhD

Department of Ophthalmology and Visual Sciences
Kellogg Eye Center
University of Michigan
Ann Arbor, Michigan

David Xu, MD
Retina Service of Wills Eye Hospital
Thomas Jeff erson University
Philadelphia, Pennsylvania

Prashant Yadav, MD, FRCS, FACS
Staff Ophthalmologist
Ocular Oncology Service
Wills Eye Hospital
Philadelphia, Pennsylvania

中文版前言

《视网膜疾病袖珍指南》是SLACK“临床眼科袖珍指南丛书”的最新书籍，其提供了关于视网膜疾病的基本信息，以及每种疾病的多模式影像。

翻译本书，旨在为正在接受培训的年轻医生提供一个玻璃体视网膜疾病的简易指南，这是一本全面而系统的图书，可以为年轻医生提供快速的查阅及参考，而且本书图像丰富，疾病特征显著，是读者在眼底疾病诊断、鉴别诊断及治疗方面的一个高效学习工具。

本书的大部分章节也是由年轻医生翻译的，感谢他们的努力，有不当之处也请读者批评指正，同时也非常感谢编辑们的指导。

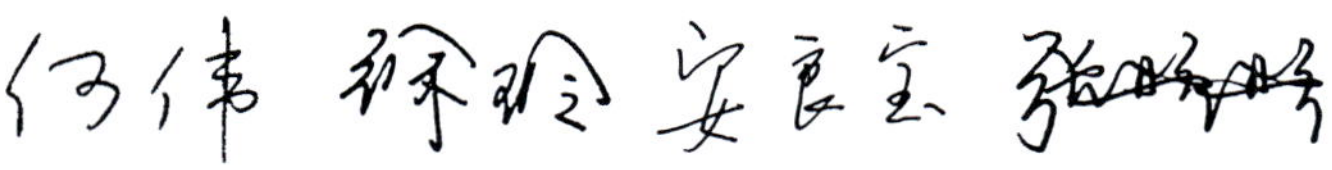

2023年2月

献 词

在Wills眼科医院和Mid Atlantic Retina，我的同事们对患者护理、教学和临床研究的奉献每天都在激励着我。很荣幸能与这么多我们领域中受人尊敬的领导者和未来的领导者一起工作。

感谢我现在和过去的学员，他们中的很多人都对本书做出了许多贡献。如果没有你们的奉献，我不可能取得目前的成就。

最重要的是，感谢我的家人，感谢他们一直以来的爱和支持。首先，也是最重要的，献给我的妻子Vatinee，感谢她一直为我提供可以依靠的肩膀。感谢我的孩子们Aidan、Ethan和Bryan，他们给这个世界带来了快乐。还要感谢我的父母Edward和Phyllis，他们给了我正确的价值观。

Jason Hsu，MD

感谢我过去的老师们，感谢他们的奉献、指导和专业支持。

感谢我在Wills眼科–Mid Atlantic Retina和Wills眼科医院的同事们，很荣幸能与他们合作，共同照护患者，推进视网膜疾病的研究，培养眼科和视网膜领域的未来领导者。

感谢 Wills 眼科医院的研究员和住院实习医生，他们不断地激励着我成为一名更好的教师和医生。我要感谢所有的患者,他们信任我,让我有幸为他们的视力而战。

感谢我的父母 Richard 和 Catherine，感谢他们的养育和关爱,对我无条件的爱,并为他们的孩子树立了优秀的榜样。

最感谢我的妻子 Helen,她一直支持我,带着坚定的爱和恩典。感谢我的孩子们 Emmeline、Janathan 和 Andrew,是他们让我们的生活变得无比丰富和快乐。

Allen Chiang,MD

致 谢

我们非常感谢这么多同事的贡献。没有他们，这本书就不会面世。许多资深作者是我们的合作伙伴，在 Wills 眼科和多个学术机构令人尊敬的前辈，以及以前的研究员和住院实习医生。能与这么多有杰出才华的临床医生一起工作是我莫大的荣幸。然而，大部分“繁重”的工作是由章节的共同作者完成的，他们大多是视网膜研究员、住院实习医生和医学生。非常感谢他们接受这项挑战并高标准地完成。毫无疑问，我们还要感谢在各个机构中每位优秀的工作人员和眼科摄影师所提供的资料，因为他们为本书提供了大量高质量的图片。

如果没有这种洞察力，本书就不会被创作出来，感谢 Tony Schiavo，感谢 Joseph Lowery 的编辑指导，感谢 SLACK Incorporated 的卫生保健图书和期刊部门整个团队的奉献。我们真诚地感谢他们为创造如此令人惊叹的作品所做的努力。

最重要的是，我们要感谢我们的家人，他们容忍了我们为了完善这本袖珍指南不得不在深夜进行修改工作。

目　录

第 1 章

黄斑疾病

非渗出性(干性)老年性黄斑变性

Jordan D. Deaner, Allen C. Ho

- 非渗出性（干性）老年性黄斑变性占老年性黄斑变性(AMD)的 85%~90%。玻璃膜疣是标志性病变，但也可能存在视网膜色素上皮(RPE)色素沉着过度和萎缩。
- 氧化应激是可疑的疾病机制，导致光感受器毒性、RPE 中脂褐素积聚、玻璃膜疣形成和视网膜毛细血管萎缩。

风险因素

- 可能的风险因素：吸烟、高血压、饮食、体力活动、心血管疾病、高胆固醇血症、肥胖和紫外线照射。
- 不可改变的风险因素：年龄(75 岁以上的人群风险增加 3 倍以上)、遗传易感性(如补体因子 H、ARMS2)、女性、白人、远视、家族史、浅色虹膜。

体征和症状

视力下降、视物变形、视力减退、中心暗点。

检查结果

- 玻璃膜疣的大小：小（<63μm）、中等（63~124μm）、大（>124μm）——作为参考，视盘边缘的视网膜静脉直径约为125μm。
- 玻璃膜疣样色素上皮脱落（PED）可能由集结的玻璃膜疣引起（>350μm）。
- RPE——RPE（地图样）萎缩（图1-1A）。

根据年龄相关性眼病研究定义的AMD分期

- 早期AMD：许多小玻璃膜疣或少数（<10）中期玻璃膜疣；在与年龄相关的眼病研究（AREDS）中，5年间进展为晚期AMD的风险为1.3%。
- 中期AMD：10个或更多的中期玻璃膜疣，一个大的玻璃膜疣；进展为晚期AMD的风险为18%。
- 晚期AMD：存在地图样萎缩（GA）或脉络膜新生血管（CNV）。

诊断依据

- 光学相干断层扫描（OCT）：局灶性视网膜色素上皮下变性——与玻璃膜疣的相关性；RPE和相关外部视网膜结构的丧失与地图样萎缩相关（图1-1B）。
- OCT血管造影（OCT-A）：这种无染料成像方式可以以无创方式识别CNV。

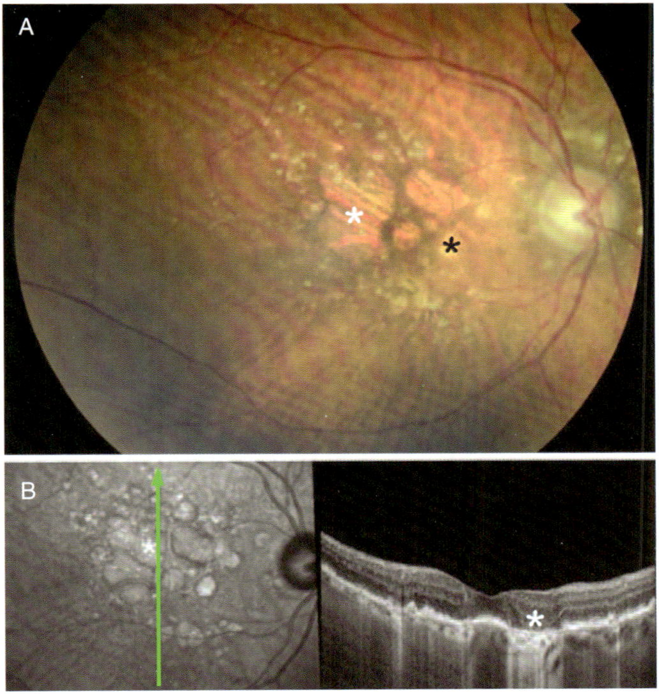

图 1–1　干性 AMD。(A)彩色眼底照片，显示与许多中型和大型(黑色星号)玻璃膜疣相关的边界清晰的 GA 区域(白色星号)。萎缩区域的脉络膜血管清晰可见。(B)红外眼底图像和 OCT 显示边界清晰的 GA(星号)区域。

- 荧光素血管造影术(FA)：玻璃膜疣通常显示早期弱荧光和晚期染色，但无渗漏；GA 表现为无渗漏窗样缺损；CNV 将显示渗漏。
- 眼底自发荧光(FAF)：由于 RPE 细胞内脂褐素过度蓄积，玻璃膜疣通常表现为强自发荧光，而 GA 表现为明显的弱自发荧光。GA边界的自发荧光增加与进展速度增加相关。

鉴别诊断

成人黄斑中心凹卵黄样营养不良、卵黄状黄斑变性、Pattern营养不良、中心性浆液性视网膜病变、药源性黄斑病变(氯喹、羟氯喹)。

治疗

- 需要对患者进行CNV发展症状的教育，包括急性视物变形、视力下降、旁中心或中心暗点。
  - 有大的软玻璃膜疣或RPE色素沉着过度的眼睛发生CNV的风险较高。
  - 使用Amsler方格表或数字系统[如由美国食品药品管理局(FDA)批准的ForeSeeHome]对CNV进行家庭监控。
- 解决可改变的风险因素,如健康饮食(多叶深绿色蔬菜和ω–3脂肪酸)和戒烟(最重要的可改变的风险因素)。
- 严重视力障碍的低视力咨询。
- 饮食补充
  - 推荐用于中期AMD或更严重患者[1]的原始AREDS配方显示,在5年内进展为晚期AMD的风险降低25%,中度视力丧失的风险降低19%。
  - 相比34%补充剂，使用44%安慰剂治疗晚期AMD患者的获益在10年后仍持续存在(风险降低27%)。
  - AREDS Ⅱ研究[2]显示,添加叶黄素和玉米黄质、二十二碳六烯酸(DHA)和二十碳五烯酸(EPA),或两者都添加,并未额外降低风险。然而,叶黄素和玉米黄质取代了β–胡萝卜素,因为服用β–胡萝卜素的吸烟者患肺癌的风险增加。
- ○ AREDS Ⅱ配方：维生素 C 500mg、维生素 E 400U、叶黄素 10mg、玉米黄质 2mg、锌 80mg、铜 2mg。

湿性老年性黄斑变性

Priya Sharma Vakharia，Chirag P. Shah

- CNV 通常发生于已患有干性 AMD 的眼睛，如果不治疗，可能会导致永久性视力障碍。
- 湿性老年性黄斑变性与年龄、家族史、遗传和吸烟有关，也可能与肥胖和心血管疾病有关。

体征和症状

视物变形、视力减退或暗点。

检查结果

视网膜下和(或)视网膜内积液、视网膜下和(或)视网膜内出血、灰膜、脂质渗出、纤维血管色素上皮脱离，与先前存在的脉络膜新生血管、萎缩和视网膜色素上皮改变有关(图 1-2A、图 1-3A 和图 1-3C)。

诊断依据

- OCT：显示存在视网膜内或视网膜下积液 CNV 复合体(图 1-3B 和图 1-3D)。
- FA：显示 CNV 区域早期强荧光和晚期渗漏(图 1-2B)。这

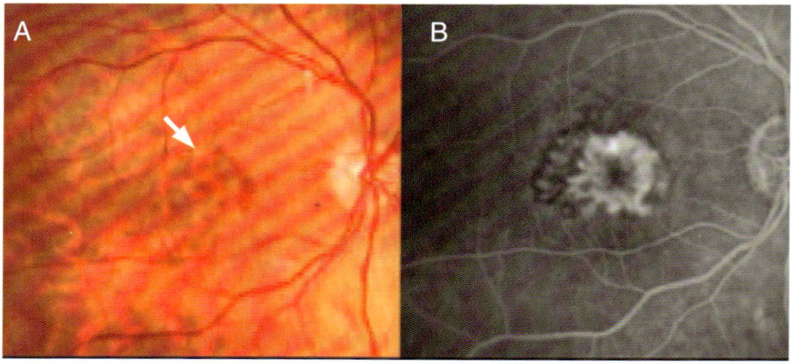

图 1–2 (A)眼底照片，显示视网膜内和视网膜下出血（箭头），与湿性 AMD 相关。(B)FA 伴边界清晰的强荧光病变，为典型的 CNV。

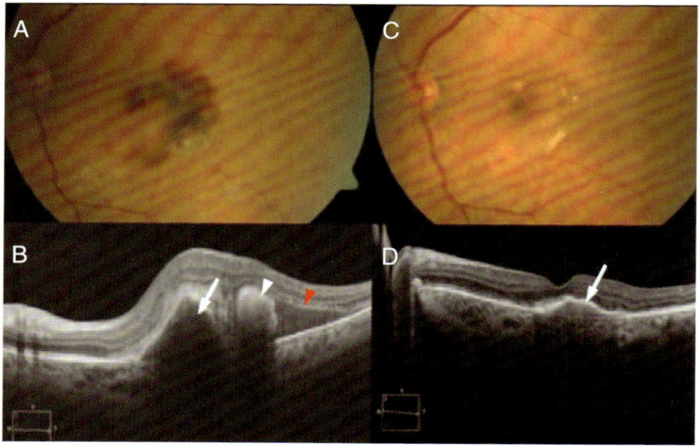

图 1–3 (A)眼底照片，显示出血、积液和渗出物，为湿性 AMD 的特征。(B)相应的 OCT 显示视网膜下出血（白色三角箭头）、视网膜下积液（红色三角箭头）和 RPE 脱离（白色箭头）。每月抗 VEGF 治疗 1 年后，眼底照片(C)显示出血消退，OCT(D)显示视网膜下积液和出血消退，视网膜色素上皮脱离（白色箭头）。

可能与典型或隐匿表现有关。

- 吲哚菁绿血管造影：是 CNV 复合体可视化的辅助检查，尤其有助于隐匿性 CNV、息肉样病变或存在出血时。可视化得到增强，因为吲哚菁绿与蛋白质高度结合，且使用的波长更长。
- OCT 血管造影：一种能显示 CNV 的无创性血管造影方法。

鉴别诊断

中心性浆液性脉络膜视网膜病变、息肉状脉络膜血管病变、近视性 CNV、特发性 CNV、Pattern 营养不良、卵黄样营养不良、眼组织胞浆菌病综合征、血管样条纹和相关 CNV、黄斑旁毛细血管扩张症、脉络膜视网膜炎。

治疗

- 玻璃体内抗血管内皮生长因子(VEGF)注射可降低异常血管生长的驱动力，减少 CNV 渗漏。
  - 目前可用的几种不同抗 VEGF 药物
    - 雷珠单抗：是 VEGF 的重组人源化单克隆抗体片段。FDA 批准用于治疗湿性 AMD，基于关键的 ANCHOR 和 MARINA 试验[5,6]的结果。
    - 贝伐珠单抗：是全长人源化抗 VEGF 抗体，用于治疗黄斑变性。显示不劣于雷珠单抗在 AMD 治疗比较试验(CATT)[7]中的效果。
    - 阿柏西普：是由 VEGF 受体 1 和 VEGF 受体 2 与 VEGF 的 Fc 部分融合而成的融合蛋白。FDA 批准用于治疗湿性 AMD，在关键的 VIEW1 和 VIEW2 试验[4]中不劣于雷珠单抗。

        - 布洛赛珠单抗：是人源化单链抗体片段，结合 VEGF-A 的所有异构体。FDA 批准用于治疗湿性 AMD，在关键的 HARRIER 和 HAWK 试验[3]中不劣于阿柏西普。
        - 哌加他尼：是经修饰的寡核苷酸，可与细胞外 VEGF 结合并使其失活。FDA 批准用于湿性 AMD 的首种抗 VEGF 治疗药物，在 VISION 试验[7]中证明了疗效。但由于开发了更有效的药物，因此很少使用。
    - 注射治疗范例
        - 每月或固定间隔给药（基于里程碑式的临床试验）。
        - Pro re nata（PRN）：当有活动的临床或诊断证据时（如 OCT 显示出血、黄斑水肿或视力下降），可根据需要进行治疗。该方法要求每月进行严格监测，以确保无疾病活动。
        - 治疗并延长：每次访视时注射，但逐渐延长治疗间隔时间，直至渗出迹象不明显；间隔时间随之缩短。
- 激光光凝术：造成 CNV 局部破坏。
    - 疗效有限，可能会有明显的视觉后遗症，因为覆盖在 CNV 上的视网膜也会受损；除偶尔用于视网膜中心凹外的 CNV 外，很少用于治疗。
- 光动力学疗法（PDT）：是经 FDA 批准的一种治疗方法，该方法包括向受试者体内注射一种光敏化学物质（维替泊芬），并使用 689nm 激光在 CNV 上将其激活，尝试选择性地诱导 CNV 退化而不使上方覆盖视网膜老化。
    - 与自然病史相比，进展缓慢，但不如抗 VEGF 治疗，目前很少作为单一疗法使用，但可与抗 VEGF 联合用于治疗耐药病例，尤其有助于息肉状脉络膜血管病变。
- 平坦部玻璃体切割术（PPV）

- ○ 伴视网膜下 TPA：可用于累及视网膜中心凹的重度黄斑下出血患者，以液化和置换出血。
- ○ 伴 CNV 切除：大部分是历史性的，很少使用，因为总体缺乏疗效。

视网膜前膜（黄斑皱褶）

Sundeep K. Kasi

- 视网膜表面的纤维细胞组织增殖导致黄斑轮廓破坏和起皱。
- 最常见的是与年龄相关，部分原因为玻璃体后脱离，但必须检查视网膜裂孔、既往是否存在眼科手术，以及静脉闭塞、炎症或外伤史。
- 影响 2%的 50 岁以上患者和 20%的 75 岁以上患者。10%~20%的患者为双侧，但通常不对称。

体征和症状

视力下降、视物变形和（或）视物显大症。

检查结果

在更晚期的病例中，黄斑上方有反射性光泽，中心凹光反射消失，视网膜皱褶和膜组织增厚（图 1-4A）。

诊断依据

- Amsler 方格表：具有波纹、倾斜或弯曲的线条扭曲。

- OCT：浅层视网膜上有高反射物质，伴黄斑轮廓不规则或变平，视网膜增厚，囊样改变(图 1-4B)。
- FA：可显示强荧光，表明由于视网膜血管上施加牵引力导致水肿渗漏。

鉴别诊断

黄斑水肿、玻璃体黄斑牵引(VMT)、板层黄斑裂孔。

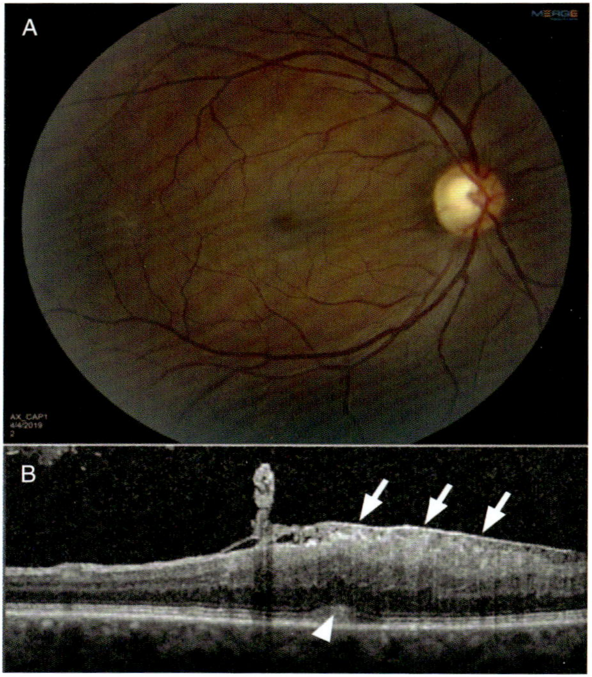

图 1-4 （A）因 ERM 导致的右眼视网膜皱褶的眼底照片。（B）左眼 OCT，黄斑轮廓不规则，增厚，黄斑下椭圆体带破裂（三角箭头），内表面高反射信号（箭头），与 ERM 一致。

治疗

- 当患者无症状时，无须进行治疗，但建议每半年或每年监测 1 次，以检测病情进展情况。
- PPV 带膜剥离；内界膜（ILM）剥离是可选治疗方案，并且研究已显示在对视力和复发率的影响方面有一定效果。对有明显变形的患者尤其有效。

全层黄斑裂孔

M.Ali Khan

- 视网膜中心凹缺损，累及所有神经视网膜层，从 ILM 延伸至 RPE。
- 大多数病例为特发性（由于玻璃体视网膜中心凹牵引异常），次要原因包括外伤和病理性近视。
- 患病率：（0.2~3.3）‰。风险因素：女性和老年（60 岁以上）。
- 分类系统
  - Gass 分类（基于检查，而不基于影像）：1 期（即将发生裂孔）、2 期（小，<400μm 缺损）、3 期（大，>400μm 缺损）、4 期（完全缺损伴相关的完全玻璃体后脱离）。
  - 国际玻璃体黄斑牵引研究组（IVTS）分类[9]［基于谱域-OCT（SD-OCT）的系统］。全层黄斑裂孔按以下分类：
    - 根据最小孔径确定的尺寸：小（≤250μm）、中（>250μm 但≤400μm）或大（>400μm）。
    - 玻璃体状态：伴或不伴 VMT。

体征和症状

中心视力下降、变形和(或)中心盲点(暗点)。视力:根据大小和持续时间,从接近正常到严重下降。

检查结果

- 视网膜中心凹中心出现圆形、红色病变(图 1–5A),可能并发视网膜前膜(ERM)。Watzke-Allen 征:患者的检眼镜上显示以孔为中心的窄裂隙光带中断。

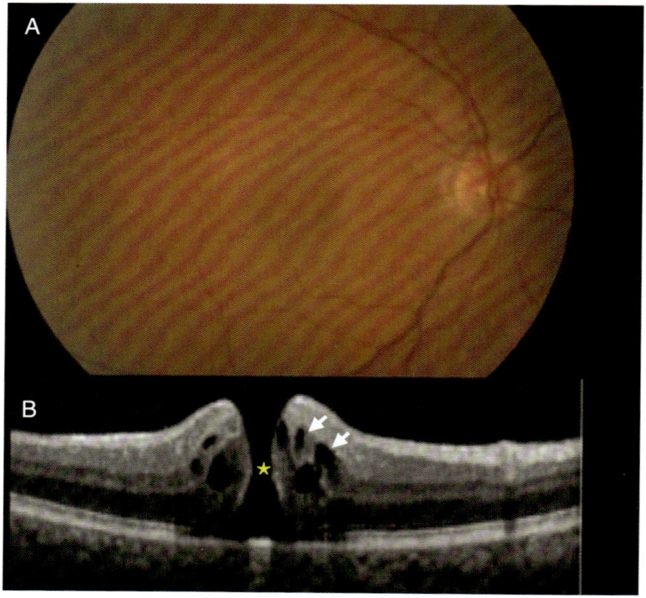

图 1–5 (A)有晶状体眼的全层黄斑裂孔的 74 岁患者,出现圆形、红色中心凹病变。(B)SD–OCT 显示全层缺损(星号)伴局部假性囊肿(箭头)。

诊断依据

OCT:当前的诊断标准显示,至少在一张 B 扫描图像上观察到从 ILM 到 RPE 的全层缺损;在最窄的线性孔直径处测量孔宽度(单位:μm)。孔边缘常呈圆形,可能有囊性改变(图 1-5B)。

鉴别诊断

ERM 伴假性裂孔、板层黄斑裂孔、黄斑囊样水肿(CME)、视网膜外层病变(如日光性视网膜病变、吸入 Rush Popper 相关黄斑病变)。

治疗

- 治疗方案
  - 玻璃体切割术(最常见的修复方法),通过单次手术可以在大约 90%的初始病例中实现解剖学的裂孔闭合。ILM 剥离与孔闭合率提高有关。面朝下的体位很常见,尽管体位的要求和持续时间是一个有争议的话题。额外的手术操作(使用硅油、ILM 瓣等)可用于特殊情况。
  - 玻璃体内注射 ocriplasmin(重组微纤溶酶)进行药物玻璃体分解。
    - 玻璃体内注射用 microplasmin(微纤溶酶)——不经手术治疗的牵引释放(MIVI-TRUST)研究[10]显示,与赋形剂注射相比,ocriplasmin 可改善黄斑裂孔闭合率(40.6%比 10.6%,$P<0.001$)。较小的孔与治疗成功有很大关系。
  - 玻璃体注气术:玻璃体内注射空气或气泡。小型回顾性系列研究发现，小黄斑裂孔的闭合率在50%~100%之间。现有数据表明，使用长效(C_3F_8)气体可改善结果。

- 较大的孔和较长持续时间与预后不良有关，对预后不良的慢性病例需行持续观察。

玻璃体黄斑牵引

M.Ali Khan

其特征为玻璃体异常粘连至黄斑，导致视网膜中心凹的解剖扭曲。解剖改变将VMT与玻璃体黄斑粘连(VMA)区分开。

- 分类系统
  - IVT分类[9](基于SD-OCT的系统)
    - 下列3项特征必须在至少一次B扫描中出现：①部分视网膜中心凹周围玻璃体脱离；②视网膜中心凹半径3mm范围内的玻璃体与黄斑粘连；③视网膜中心凹形态扭曲，但无全层缺损。
    - VMT可根据VMA[局灶性(≤1500μm)或广泛(>1500μm)]的大小，以及是否存在并发黄斑疾病进行分类。

体征和症状

中心视力下降、视物变形和(或)中心盲点(暗点)。

检查结果

黄斑裂孔、视网膜下积液和囊性改变。可能同时存在

ERM 和其他黄斑疾病。

诊断依据

- OCT：IVTS 分类系统的诊断标准。可能出现视网膜中心凹轮廓丧失、黄斑裂孔、视网膜下积液和假性囊肿等特征（图 1-6）。

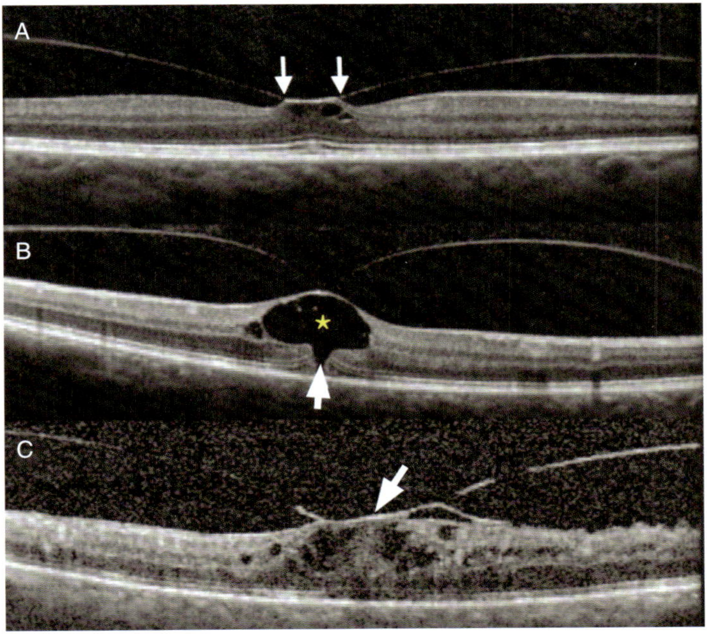

图 1-6　VMT 的代表性例子。(A)轻度 VMT，显示玻璃体与中央黄斑粘连（箭头），水肿局限于内层视网膜。(B)可能存在更广泛的视网膜中心凹异常，伴有更大的囊性结构（星号）和外层视网膜不连续（箭头）。(C)可能存在具有广义 VMT 的并发ERM（箭头）。

鉴别诊断

ERM 伴假性裂孔、板层或全层黄斑裂孔、CME、视网膜外层病变(如日光性视网膜病变、吸入 Rush Popper 相关黄斑病变)。

治疗

- 观察:30%~40%的眼睛可观察到自发 VMT 解除。可监测表现出良好视力和轻度视网膜中心凹改变的眼睛。
- 玻璃体切割术:通常在 90%以上的病例中实现单次手术以缓解 VMT。剥除 ILM 很常见。
- 使用 FDA 批准的玻璃体内基因重组纤溶酶(Jetrea)注射,进行药物玻璃体脱离。
  - 与消退相关的因素:年龄<65 岁、VMT 粘连、直径≤1500μm、有晶状体状态和无 ERM 是与事后分析中 VMT 消退相关的因素。
  - 基因重组纤溶酶治疗包括黄斑裂孔在内的症状性玻璃体黄斑粘连(OASIS)研究数据显示,与赋形剂注射相比,基因重组纤溶酶治疗的眼睛中 VMT 非手术解除牵引(41.7%对 6.2%,$P<0.01$)[11]。
- 玻璃体注气术。

黄斑囊样水肿

Ehsan Rahimy

- 由于血-视网膜屏障破坏,黄斑视网膜增厚,导致视网膜中心凹周围毛细血管的液体渗漏到视网膜的细胞内空隙。

- 最常见于白内障手术后(1%~3%的患者),称为人工晶状体眼 CME 或 Irvine-Gass 综合征,通常在手术后数周发生。

体征和症状

中心性视力下降、视物变形和(或)畏光。

检查结果

黄斑水肿,有时呈花瓣状,中心凹光反射消失;根据病因,可能存在其他视网膜改变(例如,视网膜静脉阻塞伴静脉迂曲的视网膜出血,或炎症引起的伴或不伴玻璃体细胞的视盘水肿)。

诊断依据

- FA:在血管造影的后期阶段(5~15 分钟),染料渗漏到囊样间隙,被认为是在 Henle 层径向放射的强荧光,形成典型的花瓣状渗漏(图 1-7A),也可能出现视盘强荧光(如人工晶状体眼 CME/Irvine-Gass 综合征)。
- OCT:用于检测视网膜内积液,并产生牵引力,如 ERM 或 VMT(图 1-7B)。

鉴别诊断

DEPRIVEN 是一种常见的记忆方法:

D(糖尿病)

E(E_2 前列腺素类似物)

P(平坦部炎和其他中/后葡萄膜炎)

R(视网膜色素变性,RP)

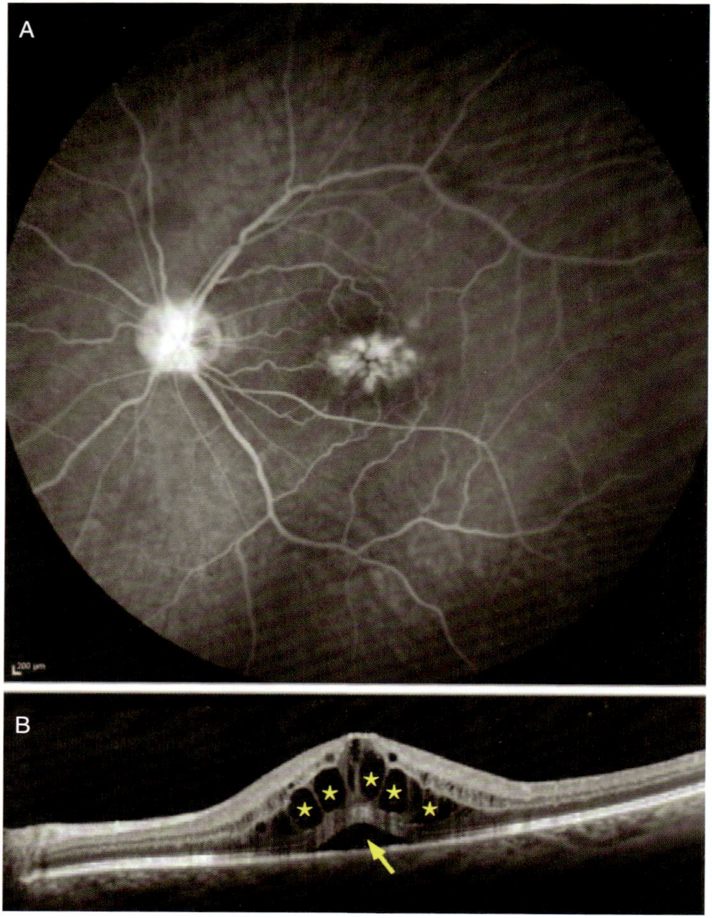

图 1–7 (A)FA 显示白内障手术后 CME 患者出现晚期黄斑区花瓣状荧光积存,伴视盘强荧光。(B)OCT 显示 CME(星号)伴视网膜下积液(箭头)。

I(Irvine-Gass 综合征)

V(静脉阻塞)

E(肾上腺素)

N(烟酸毒性)

非渗漏性 CME(FA 上无渗漏)的原因:视网膜色素变性(某些类型)、Goldmann-Favre 综合征、烟酸毒性、紫杉烷类、青少年 X 连锁视网膜劈裂症、牵拉性 CME (如来自 ERM 或 VMT 综合征)。

治疗

- 取决于风险因素。
- 局部皮质类固醇+/−非甾体抗炎药对 CME 术后病例 (如 Irvine-Gass 综合征)效果良好。
- 局部(如多佐胺)或全身碳酸酐酶抑制剂(如乙酰唑胺)治疗与 RP 和其他遗传性视网膜变性相关的 CME。
- 眼周、玻璃体内或全身皮质类固醇:优选用于未得到最佳控制或对局部治疗无反应的病例。
- 血管内皮生长因子抑制剂:降低受损内皮的血管通透性。
- 玻璃体切割术:在药物治疗无效的情况下(如慢性葡萄膜炎), 或在牵拉性成分需要治疗的情况下 (如玻璃体后脱离、VMT 或 ERM),玻璃体切割术可能有所帮助。

近视变性

Mohamed K. Soliman，Michael Dollin

- 高度近视（屈光不正≥6.00 屈光度或眼轴长度≥26mm）患者分组中发生的特征性退行性变，是眼球进行性过度伸长的结果。
- 根据年龄和种族的不同，患病率在 0.2%~3.0%之间变化。
- 轴向长度较长和年龄增长是重要的风险因素。

体征和症状

早期无症状、视力下降、视物变形、中心暗点。

检查结果

后葡萄肿(PS)：典型累及后极的巩膜局灶性凹陷。脉络膜视网膜萎缩：RPE 萎缩，导致早期可见网膜下脉络膜血管，随后在后极和周边出现斑片状或弥漫性萎缩。Fuchs 斑：CNV 萎缩后 RPE 增生的小斑块(图 1-8A)。漆裂纹：Bruch 膜断裂导致的后极黄色不规则视网膜下条纹，可能导致 CNV(图 1-8B)。异常视盘：可小、大或倾斜，伴新月形视盘周围视网膜萎缩。其他体征：玻璃体脱离、圆顶状黄斑(DSM)、视盘周围脉络膜内空泡。相关并发症包括 CNV(5%~10%)、视网膜劈裂(9%~33%)、黄斑裂孔、视网膜裂孔和孔源性视网膜脱离。

诊断依据

- OCT：存在 CNV、黄斑劈裂、黄斑裂孔、PS 和 DSM(图 1-8C)。

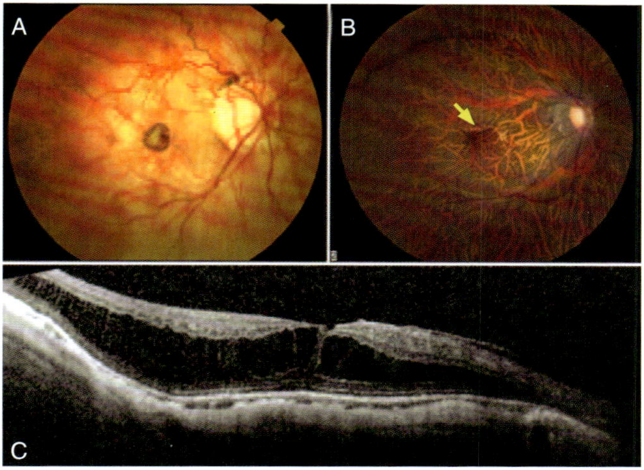

图 1–8　近视变性。(A)带有 Fuchs 斑的彩色眼底照片，显示黄斑下色素沉着。(B)显示漆裂纹(箭头)的彩色眼底照片。(C)OCT 显示近视性视网膜劈裂伴大的视网膜内囊样间隙。

- FA：RPE 萎缩和漆裂纹的窗样缺损，CNV 伴轻微渗漏的局灶性强荧光，色素沉着或出血区域的弱荧光。
- B 超：存在后巩膜葡萄肿。

鉴别诊断

新生血管性 AMD、营养不良(如无脉络膜症、回旋状脉络膜萎缩和脉络膜营养不良)、眼组织胞浆菌病、视盘倾斜综合征。

治疗

旨在减缓儿童近视发展的治疗包括低剂量(0.01%)硫酸

阿托品滴眼液和增加户外日光暴露量。

近视性脉络膜新生血管的治疗

抗 VEGF 药物通常通过 1~4 次注射达到控制，然而，CNV 可能在至少 10%的病例中复发。

近视性视网膜劈裂的治疗

- 如果患者相对无症状,则先进行观察。
- 手术处理
  - 最佳时机有争议,但建议的指征包括视力下降、严重和进行性视网膜劈裂、黄斑脱离和黄斑裂孔形成。
  - 平坦部玻璃体切割术(PPV),伴或不伴 ILM 剥离和气体填充,以减轻玻璃体视网膜界面的牵引力。
  - 后巩膜垫压，以减轻进行性眼球延长和 PS 引起的外部牵引力,在美国以外的国家更常见。

血管样条纹

Alok S. Bansal

- 与多种全身性疾病相关的 Bruch 膜裂纹样裂开，易因轻微钝性外伤导致视网膜下出血。
- 最常见的全身性疾病包括弹性假黄瘤(PXE)、Ehlers-Danlos、Paget 病、镰状细胞病或特发性疾病。

体征和症状

无症状、视物变形和(或)因 CNV 所致的视力丧失。

检查结果

从视盘放射状发出的红棕色条带(图 1-9),眼底色素沉着常呈橘皮样,可有视网膜下出血/积液。

诊断依据

- 实验室检查取决于疑似潜在全身性疾病:PXE 病 [皮肤活检和(或)ABCC6 基因突变]、Paget 病(血清碱性磷酸酶升高)、镰状细胞血红蛋白电泳。
- OCT:如果 CNV 存在,可显示视网膜内和(或)视网膜下积液。
- 荧光素血管造影:证实存在 CNV。
- 皮肤病学评估:颈部黄色丘疹样小病变,伴皮肤松弛,为 PXE 特征(图 1-10)。

鉴别诊断

AMD、病理性近视(漆裂纹)、眼组织胞浆菌病、脉络膜

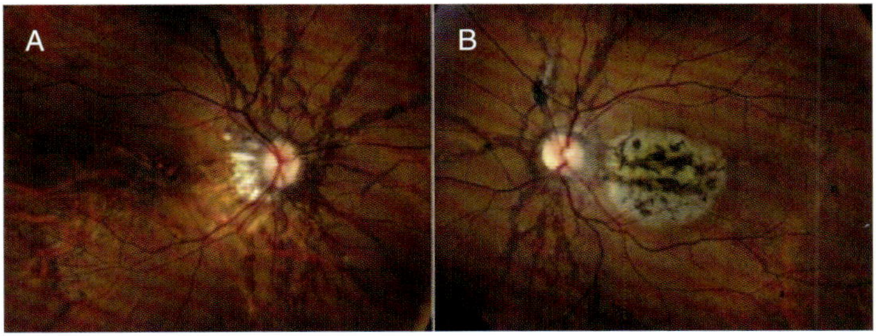

图 1-9　(A)右眼彩色眼底照片显示从视盘放射状发出典型的红棕色条带,特征为血管样条纹。(B)左眼彩色眼底照片显示除血管样条纹外,还存在继发于既往视网膜下出血的黄斑萎缩。

裂伤。

治疗

- 观察并定期检查是否有 CNV 体征。如果存在 CNV，则在玻璃体内进行抗 VEGF 药物注射。
- 内科医生对潜在全身性疾病进行治疗。
- 由于轻微外伤有出血风险，因此需要严格保护眼部。

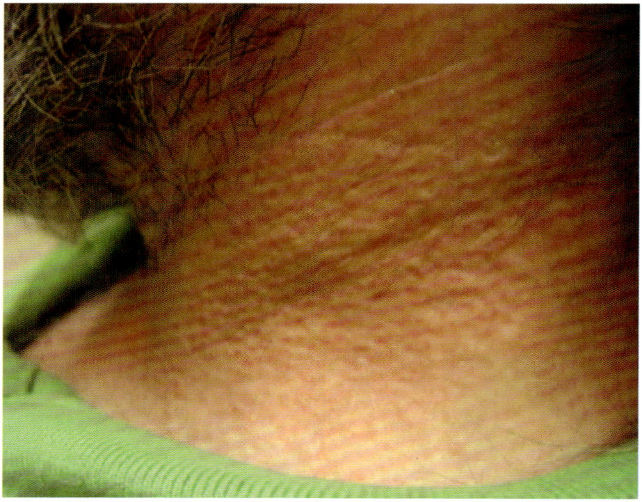

图 1-10　侧颈上凸起的黄色丘疹，是 PXE 的特征。

息肉状脉络膜血管病变

Ehsan Rahimy

人口统计:通常>60 岁,男性>女性,亚裔和非洲裔居多。

体征和症状

视力模糊、视物变形和中心/旁中心暗点(如果有明显出血)。

检查结果

RPE 下方可见橘红色结节状结构, 伴动脉瘤样扩张(息肉)。可能与浆液性 PED、视网膜神经上皮脱离有关。典型表现:视网膜下出血和(或)出血性 PED 可能很大(图 1-11)。

诊断依据

- OCT:用于检测视网膜下和(或)RPE 下积液、PED 甚至息肉(内部反射率适中的圆顶状 RPE 升高)。
- FA:息肉状病变可能类似于隐匿性脉络膜新生血管膜,因渗漏而表现出强荧光。由于遮蔽,相关的出血将显示为弱荧光区(图 1-12)。
- 吲哚菁绿血管造影:鉴别息肉状脉络膜血管病变与其他形式的新生血管形成,因为它显示了脉络膜息肉的分支网络(图 1-12)。

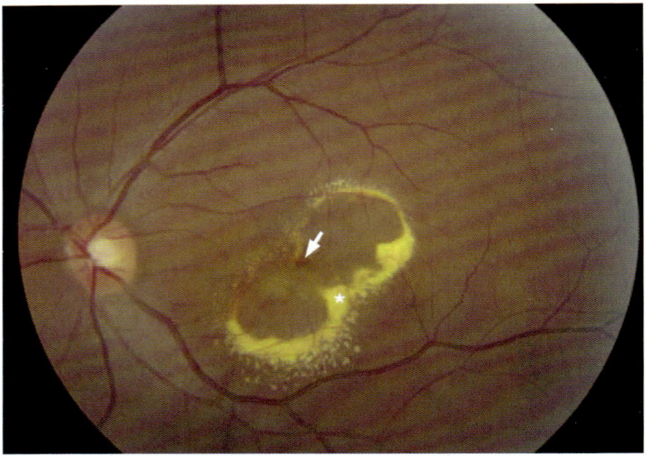

图 1-11 彩色眼底照片显示近中心凹小息肉(箭头)伴相关视网膜出血和脂质渗出(星号)。

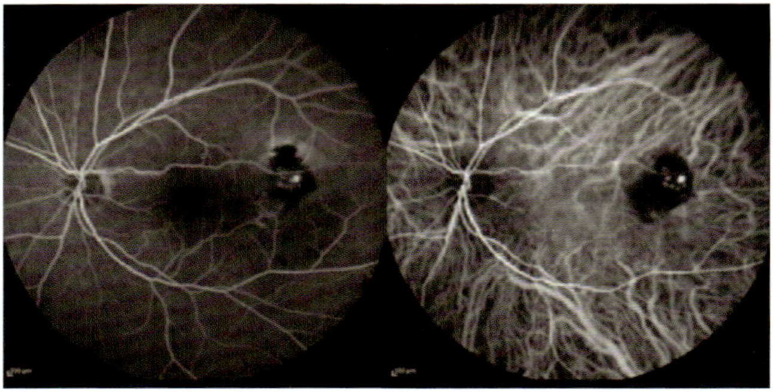

图 1-12 荧光素(左)和吲哚菁绿(右)血管造影显示,病灶周围出血的阻断效应(弱荧光/低色素沉着)及局灶性强荧光/高色素沉着,与息肉状病变一致。

鉴别诊断

新生血管性 AMD、近视性 CNV、慢性中心性浆液性视网膜病变伴相关 CNV。

治疗

- 玻璃体内注射 VEGF 抑制剂、PDT 或两者联合用药。与典型的湿性 AMD 相比，息肉状脉络膜血管病变对 PDT 特别敏感[12]。
- 玻璃体切割术：清除明显的突破性玻璃体积血或处理明显的黄斑下出血。

中心性浆液性脉络膜视网膜病变

John D. Pitcher III

- 来源于脉络膜的黄斑区局限性浆液性神经上皮脱离。
- 以男性为主的中青年。
- 病因尚未完全明了。心理压力与 A 型人格之间存在关联，这可能是内源性皮质类固醇升高的替代因素。也与妊娠、阻塞性睡眠呼吸暂停、全身性皮质类固醇和外源性睾酮暴露有关。

体征和症状

如果中心凹未受影响，则无症状。视力模糊、视物变形、视物显小、盲点、色觉减退。

检查结果

浆液性视网膜脱离(图 1-13A),RPE 脱离。在慢性病例中,视网膜下积液可能导致下方视网膜出现“水道”,并可能导致 RPE 萎缩。

诊断依据

- OCT:视网膜下积液(图 1-13C),患眼和对侧眼 RPE 脱离,脉络膜增厚(增强深度成像最佳可见)(图 1-14)。
- OCT-A:CNV 的无创检测。
- FA:早期局灶性强荧光伴晚期渗漏和积存(图 1-13B),不太常见的是出现“炊烟”现象。脉络膜新生血管膜将显示更多的弥漫性渗漏。慢性疾病可能有 RPE 萎缩引起的窗样缺损,以及更多弥漫性或多灶性渗漏,并可能在下方视网膜出现“水道”。
- 吲哚菁绿血管造影:脉络膜血管通透性增强,渗漏,偶见热点。

鉴别诊断

CNV、AMD、息肉状脉络膜血管病变、高血压性脉络膜病变、福格特-小柳-原田综合征、后巩膜炎、视盘小凹伴黄斑病变。

治疗

- 与医疗服务提供者协调,停止皮质类固醇(和雄激素)暴露。
- 急性:大多数情况下观察到自发消退。
- 慢性:PDT 疗效证据最多;视网膜中心凹外病变可考虑采用局灶性激光光凝;其他选择包括玻璃体内抗 VEGF 注

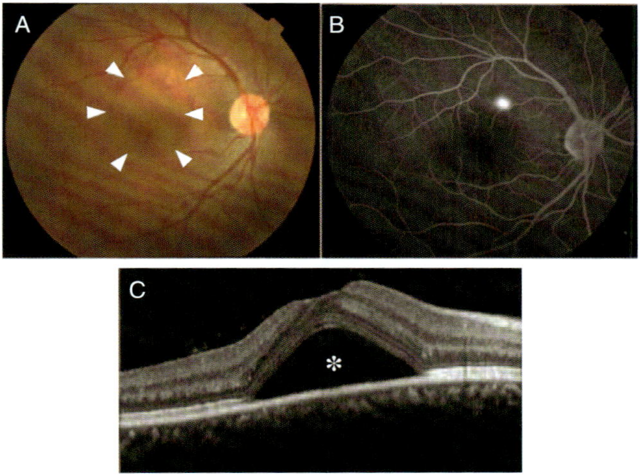

图 1–13　(A)急性中心性浆液性脉络膜视网膜病变患者的彩色照片显示视网膜隆起呈圆形,边界清楚(三角箭头)。(B)FA 显示局灶性晚期渗漏。(C)光谱域-OCT 显示视网膜下积液(星号)累及视网膜中心凹,发病 3 个月后消退。

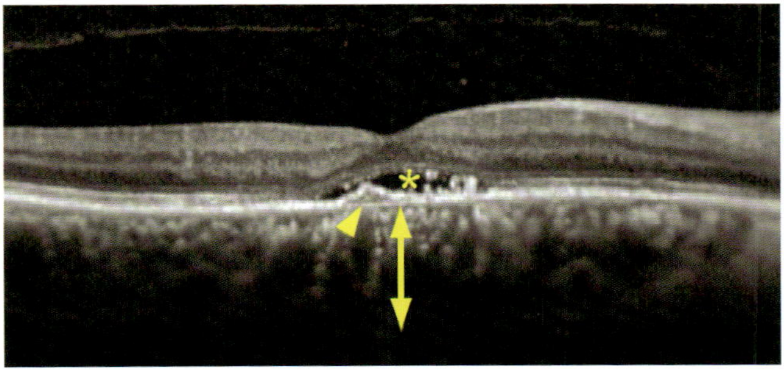

图 1–14　慢性中心性浆液性脉络膜视网膜病变患者的光谱域-OCT 显示 RPE 脱离(三角箭头),伴邻近视网膜下积液(星号)。脉络膜增厚(双箭头)也很明显。

射，口服依普利酮、螺内酯或米非司酮，尽管疗效证据有限。

- 考虑阻塞性睡眠呼吸暂停检查和治疗。

视盘小凹

Allen Chiang

- 先天性视盘小凹源于神经外胚叶的胚裂不完全闭合。
- 本病罕见(1/10 000)，无已知风险因素。通常在25%~75%的病例中出现单侧(80%~90%)，伴黄斑区浆液性视网膜脱离。

体征和症状

如果存在相关的黄斑病变，则为视力下降、视物变形、视物过小、暗点。

检查结果

凹陷通常位于视盘的颞侧，其颜色与周围组织不同，但可位于边缘或中央的任何位置。浆液性视网膜脱离或视网膜劈裂可从凹陷处延伸(图 1-15)。

诊断依据

- 视野检查：扩大的盲点和(或)相对的中心暗点。
- Amsler 方格表：对应于水肿和(或)视网膜下积液区域的扭曲。

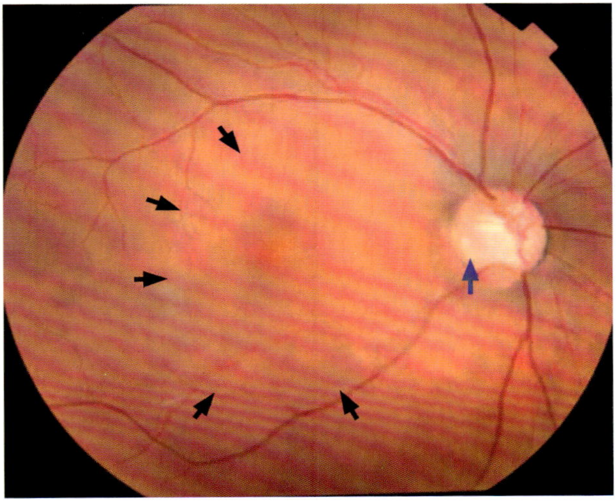

图 1–15 视盘小凹位于视盘颞侧(蓝色箭头),伴黄斑区浆液性视网膜脱离(黑色箭头)。

- OCT:识别黄斑和任何视网膜下积液或视网膜劈裂,尤其是在通过视神经和黄斑鼻侧的放射状扫描中(图 1–16)。
- FA:视盘动静脉期小凹弱荧光,静脉期强荧光,荧光素潴留。黄斑区影像表现与严重程度有关。

鉴别诊断

视神经异常(如缺损)、视盘倾斜综合征、视盘周围葡萄肿、视神经发育不全、青光眼、中心性浆液性视网膜病变;CNV。

治疗

- 对于无黄斑病变的孤立性视盘小凹,无治疗指征。

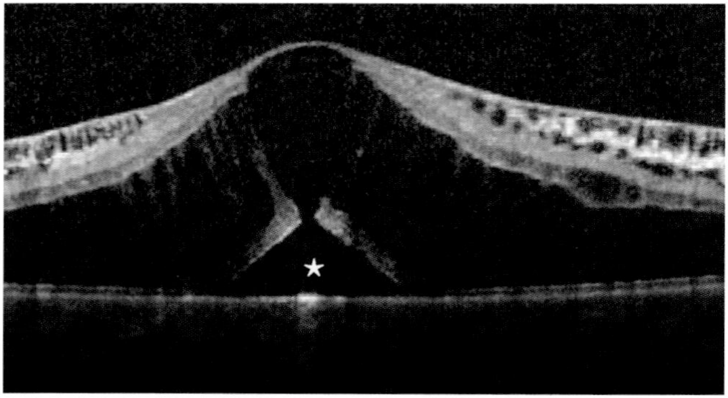

图 1–16 ODP–M 的 OCT 扫描突出显示存在视网膜下积液（星号）和严重的视网膜劈裂。

- 定期监测（眼科检查和 Amsler 方格表试验）以检测视盘小凹黄斑病变（ODP–M）。
- ODP–M 的治疗方案
  - 激光光凝术在凹陷和浆液性脱离之间形成屏障，但成功率各不相同。
  - PPV 伴气体填塞：去除玻璃体牵引，将液体重新引离黄斑。

脉络膜皱褶

Eugene A. Milder

巩膜内表面相对于脉络膜的收缩导致脉络膜、RPE 和视网膜的平行皱褶。

体征和症状

视力下降、视物变形，可能是无症状的。

检查结果

视网膜深部平行、交替的亮带和暗带，最常出现在后极部（图 1-17A）。

诊断依据

- OCT：可见脉络膜、RPE 和视网膜皱褶（图 1-17B）。
- FA：由于褶峰处的强荧光和褶底的弱荧光，使脉络膜皱褶高亮。
- 眼底自发荧光：增强脉络膜皱褶的外观。
- B 超：可鉴别脉络膜病变，如脉络膜增厚和后巩膜炎引起的 T 征。
- 眼眶成像［使用计算机断层扫描（CT）或磁共振成像（MRI）］：如果怀疑眼眶病变，如眶内肿瘤。

鉴别诊断

常见于特发性（最常见）和远视。病因多种：肿瘤、低眼压、特发性和炎症、新生血管膜、球后病变、视盘水肿和眼外硬物（如巩膜扣带）。

治疗

- 特发性脉络膜皱褶无须治疗。
- 对于继发性脉络膜皱褶，确定病因至关重要，因为可能需要根据潜在原因进行治疗。

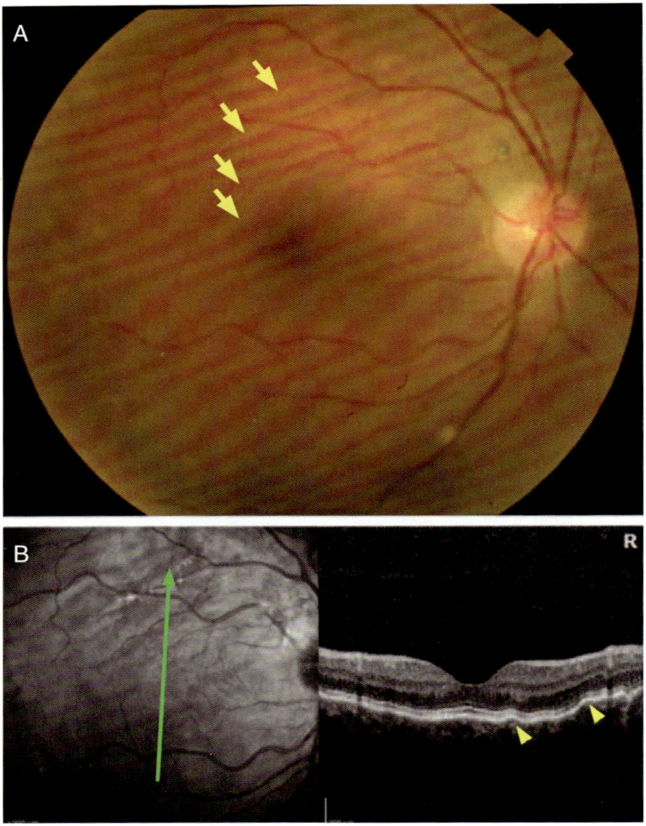

图 1–17 (A)特发性黄斑脉络膜皱褶的眼底照片(箭头)。(B)相应的OCT 显示脉络膜、视网膜色素上皮和外层视网膜有波浪样改变(三角箭头)。

低眼压性黄斑病变

Eugene A. Milder

- 低眼压(IOP,通常定义为<5mmHg,1mmHg≈0.133kPa)导致的黄斑解剖结构扭曲为低眼压性黄斑病变。通常是低眼压综合征的一部分,包括角膜失代偿、加速白内障形成等。
- 常见病因包括手术(如青光眼手术导致的滤过泡过度)、炎症或创伤(如睫状体离断)。
- 大多数病例通常单侧出现。然而,双侧病例可能由尿毒症、脱水、酸中毒等全身性疾病引起。

体征和症状

视力下降和视物变形,轻度病例无症状;在低眼压综合征的情况下,可能出现不适和(或)疼痛。

检查结果

黄斑中的脉络膜视网膜皱褶(图 1–18)、血管痉挛、低眼压的其他眼部特征也可能存在:周边脉络膜肿胀或脱离、视盘水肿、角膜水肿/皱褶、浅前房或前房消失。

诊断依据

- OCT:黄斑脉络膜视网膜皱褶,脉络膜厚度增加。
- FA:由于褶峰处的强荧光和褶底的弱荧光,增强了脉络膜视网膜皱褶的外观。

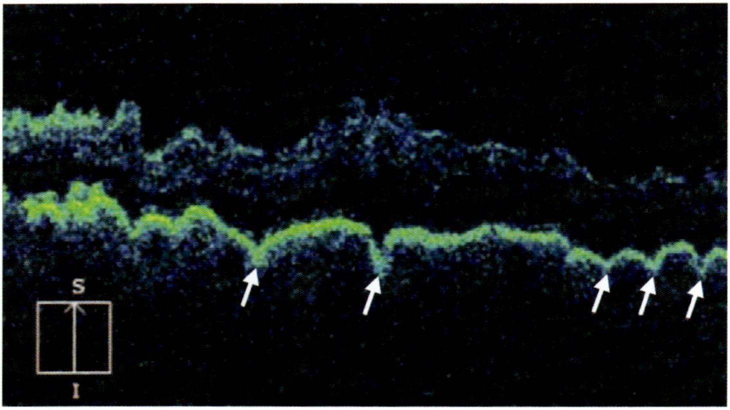

图 1–18　OCT 显示低眼压性黄斑病变中有全层脉络膜视网膜皱褶（箭头）。

- B 超：脉络膜厚度增加，浆液性脉络膜脱离。
- 如果低眼压的原因不清楚（如睫状体损伤），眼前段 OCT 或超声生物显微镜检查（UBM）可能有所帮助。

鉴别诊断

特发性脉络膜皱褶（常伴有远视）、后巩膜炎、眼眶肿物或炎症、CNV。

治疗

- 治疗因潜在病因而异，但目的是使 IOP 正常化。例如，可通过使用压力贴片、停用局部类固醇或手术处理来治疗滤过过强。睫状体损伤可通过手术修复。
- 相关浆液性脉络膜脱离通常会随着 IOP 的改善而消退，可使用皮质类固醇和睫状肌麻痹滴剂来治疗。如果出现以下情况：视网膜对合、晶状体与角膜相贴、前房消失、角膜失代偿，应进行手术引流。视力恢复通常延迟和(或)不完全，尤其是在长期低眼压的情况下。

参考文献

1. Age-Related Eye Disease Study Research Group. A randomized, placebo-controlled, clinical trial of high-dose supplementation with vitamins C and E, beta carotene, and zinc for age-related macular degeneration and vision loss: AREDS report no. 8. *Arch Ophthalmol*. 2001;119(10):1417-1436. doi:10.1001/archopht.119.10.1417
2. Age-Related Eye Disease Study 2 Research Group. Lutein + zeaxanthin and omega-3 fatty acids for age-related macular degeneration: the Age-Related Eye Disease Study 2 (AREDS2) randomized clinical trial. *JAMA*. 2013;309(19):2005-2015. doi:10.1001/jama.2013.4997
3. Brown DM, Michels M, Kaiser PK, Heier JS, Sy JP, Ianchulev T; ANCHOR Study Group. Ranibizumab versus verteporfin photodynamic therapy for neovascular age-related macular degeneration: two-year results of the ANCHOR study. *Ophthalmology*. 2009;116(1):57-65.e5. doi:10.1016/j.ophtha.2008.10.018
4. Rosenfeld PJ, Brown DM, Heier JS, et al; MARINA Study Group. Ranibizumab for neovascular age-related macular degeneration. *N Engl J Med*. 2006;355(14):1419-1431. doi:10.1056/NEJMoa054481
5. Martin DF, Maguire MG, Fine SL, et al. Comparison of Age-related macular Degeneration Treatments Trials (CATT) Research Group. Ranibizumab and bevazicumab for treatment of neovascular age related macular degeneration:two-yearresults.*Ophthalmology*.2012;119(7):1388-1398.doi:10.1016/j.ophtha.2012.03.053
6. Heier JS, Brown DM, Chong V, et al; VIEW 1 and VIEW 2 Study Groups. Intravitreal aflibercept (VEGF trap-eye) in wet age-related macular degeneration. *Ophthalmology*. 2012;119(12):2537-2548. doi:10.1016/j.ophtha.2012.09.006
7. Dugel PU, Koh A, Ogura Y, et al. HAWK and HARRIER Study Investigators. HAWK and HARRIER: Phase 3, Multicenter, Randomized, Double-Masked Trials of Brolucizumab for Neovascular Age-Related Macular Degeneration. *Ophthalmology*. 2020;127(1):72-84.
8. Gragoudas ES, Adamis AP, Cunningham ET Jr, Feinsod M, Guyer DR; VEGF Inhibition Study in Ocular Neovascularization Clinical Trial Group. Pegaptanib for neovascular age-related macular degeneration. *N Engl J Med*. 2004;351(27):2805-2816. doi:10.1056/NEJMoa042760

9. Duker JS, Kaiser PK, Binder S, et al. The International Vitreomacular Traction Study Group classification of vitreomacular adhesion, traction, and macular hole. *Ophthalmology*. 2013;120(12):2611-2619. doi:10.1016/j.ophtha.2013.07.042
10. Stalmans P, Benz MS, Gandorfer A, et al; MIVI-TRUST Study Group. Enzymatic vitreolysis with ocriplasmin for vitreomacular traction and macular holes. *N Engl J Med*. 2012;367(7):606-615. doi:10.1056/NEJMoa1110823
11. Dugel PU, Tolentino M, Feiner L, Kozma P, Leroy A. Results of the 2-Year Ocriplasmin for Treatment for Symptomatic Vitreomacular Adhesion Including Macular Hole (OASIS) Randomized Trial. *Ophthalmology*. 2016;123(10):2232-2247. doi:10.1016/j.ophtha.2016.06.043
12. Koh A, Lee WK, Chen LJ, et al. EVEREST study: efficacy and safety of verteporfin photodynamic therapy in combination with ranibizumab or alone versus ranibizumab monotherapy in patients with symptomatic macular polypoidal choroidal vasculopathy. *Retina*. 2012;32(8):1453-1464. doi:10.1097/IAE.0b013e31824f91e8

第 2 章

视网膜血管疾病

非增生型糖尿病性视网膜病变

Sasha Hubschman,Jayanth Sridhar

- 高血糖可导致视网膜毛细血管内皮损伤，导致血管重构、渗漏和闭塞。
- 23%的 1 型糖尿病患者在 5 年后发生糖尿病性视网膜病变(DR),80%在 1 年后发生。高达 21%的 2 型糖尿病患者在初诊时就已患有糖尿病性视网膜病变。
- 严格的血糖控制与减少严重的非增生型糖尿病性视网膜病变(NPDR)和增生型糖尿病性视网膜病变(PDR)的进展有关。

体征和症状

视力模糊,通常是由于黄斑水肿(见"糖尿病性黄斑水肿”部分)，少数情况下是由于黄斑缺血。

检查结果

- 轻度 NPDR（1 年内发展为 PDR 的风险为 5%）:>1 个微血管瘤，不符合其他级别 DR 的标准。
- 中度 NPDR(1 年内发展为 PDR 的风险为 15%)：出血或微血管瘤(图 2-1)，或软性渗出物[棉絮斑(CWS)]。
- 严重 NPDR（1 年内进展为 PDR 的风险为 52%）:4:2:1 规则；所有 4 个象限都有出血/微血管瘤，或≥2 个象限有静脉串珠，或至少 1 个象限有视网膜内微血管异常(IRMA)。
- 糖尿病性黄斑水肿(DME)：可发生在任何阶段。

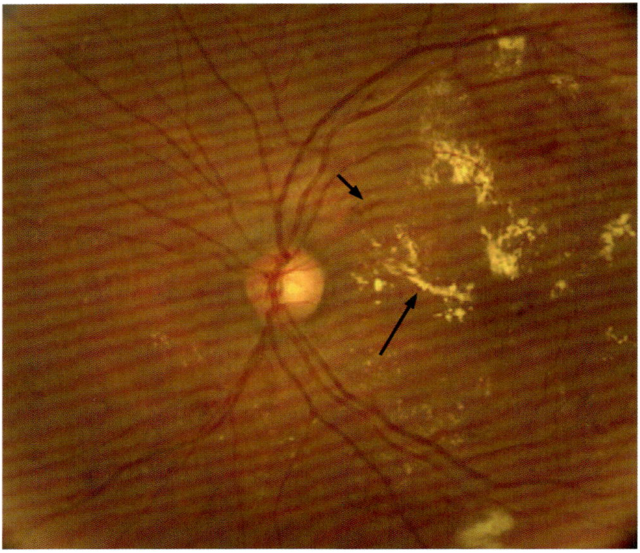

图 2-1 NPDR 伴视网膜内出血(短箭头)和渗出物(长箭头)。

诊断依据

- 全身：每 3 个月检查空腹血糖、糖化血红蛋白（A1C）；监测血压；如果有大量渗出物，应进行高脂血症检查。
- OCT：评估 DME 的存在和严重程度。
- FA：确定缺血、微血管瘤渗漏和新生血管的区域（图 2-2）。
- 光学相干断层扫描血管造影（OCT-A）：评估视网膜病变（微血管瘤、毛细血管无灌注等）的严重程度（图 2-3）。

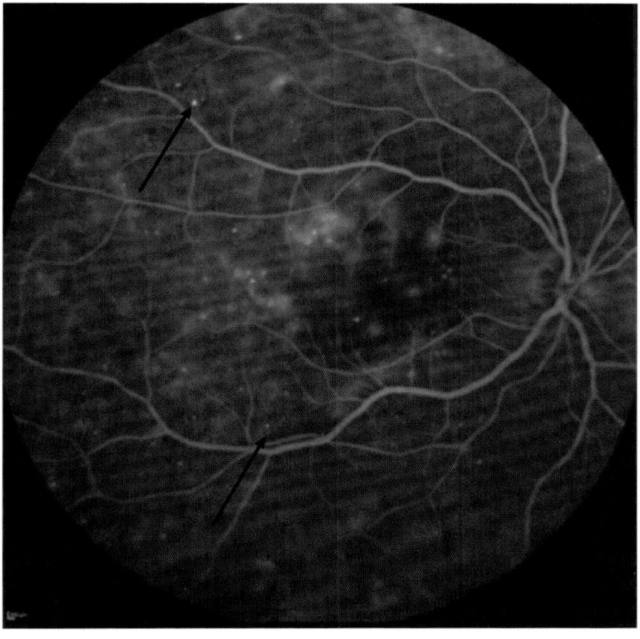

图 2-2　FA 可显示 NPDR 的微血管瘤（箭头）。

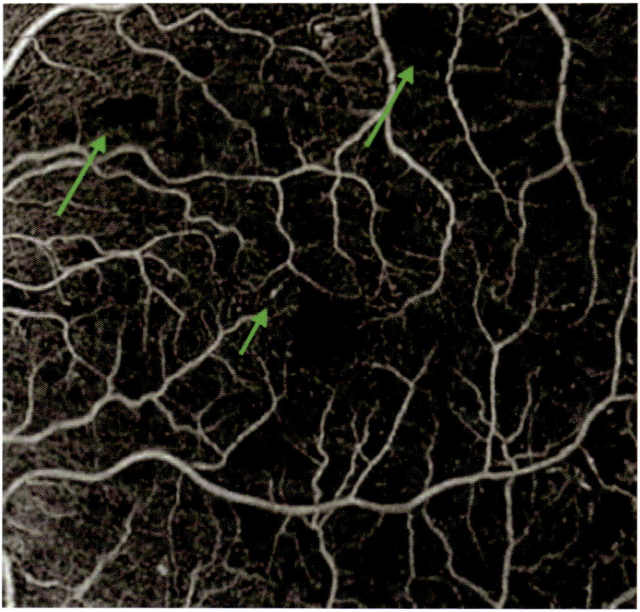

图 2–3 浅层网膜的 OCTA(6mm×6mm)显示无灌注区(长箭头)和微血管瘤样改变(短箭头)。

鉴别诊断

视网膜分支或中央静脉阻塞(CRVO)、眼缺血综合征、高血压性视网膜病变、放射性视网膜病变。

治疗

- 无论病情处于哪个阶段,都要严格控制血糖、血压和血脂。
- 定期随访是评估疾病进展的关键。
  - 1 型糖尿病患者:发病 5 年后首次检查,如果有视网膜病变，则每年检查 1 次。根据既往视网膜检查和糖化血红蛋白水平确定随访频率。最佳筛查间隔从严重 NPDR 患者的几个月到无视网膜病变的患者每年不等。

  ○ 2 型糖尿病患者：在确诊时进行初次检查，然后每年检查 1 次。根据 NPDR 分期可能需要更频繁的筛查。

- 怀孕导致视网膜病变恶化的风险更高，患者应在怀孕早期（妊娠前 3 个月）进行检查，并密切随访，直到产后 1 年。玻璃体手术、玻璃体内注射皮质类固醇和激光治疗在孕期是安全的。没有随机对照实验证明怀孕期间使用抗 VEGF 是安全的，因此通常避免使用。
- 轻度和中度 NPDR：除非有 DME，否则通常不治疗。
- 严重或非常严重的 NPDR 和进展到 PDR 风险较高的患者：即使没有 DME，也可考虑抗 VEGF 治疗来降低视网膜病变的进展及严重程度；也可考虑全视网膜光凝术，特别是要高度关注不定期随访的患者。

增生型糖尿病性视网膜病变

Michael J.Venincasa,Jayanth Sridhar

- PDR 是美国劳动年龄人群视力丧失的主要原因。
- 患病率上升与糖尿病病程相关。其他风险因素包括高血压、吸烟、肾病、血脂异常和妊娠。
- 病理生理学：糖尿病微血管改变→视网膜缺血→增加血管生成因子→继发新生血管（图 2–4）→并发症（如玻璃体积血、牵拉性视网膜脱离）。

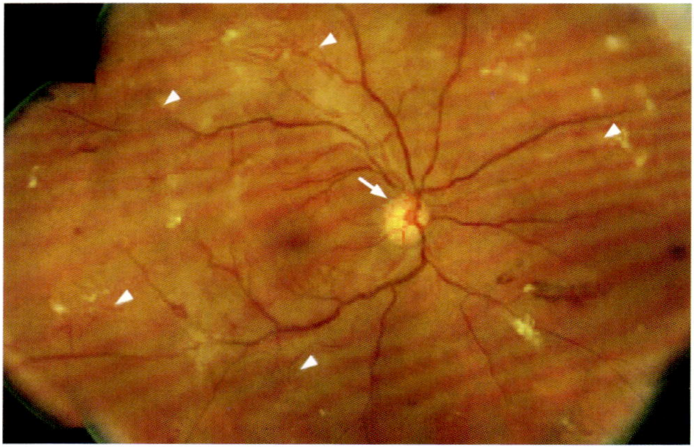

图 2–4 视盘新生血管(NVD)的 PDR(箭头)和其他位置(三角箭头)。

体征和症状

最初是无症状的;如果眼内压(IOP)升高,则出现视力模糊、飞蚊症、阴影、疼痛。

检查结果

- PDR 分期
  - 早期:有新生血管生成,但不符合高危标准。
  - 高危:①视盘新生血管在 1/3~1/2 视盘面积;②视盘新生血管合并玻璃体或视网膜前出血; ③其他部位新生血管≥1/2 视盘面积和 VH 或视网膜前出血。
  - 严重:眼底因玻璃体积血模糊,或视网膜前出血,或黄斑中心脱离。
- 黄斑水肿可出现在 PDR 的任一阶段,应同时处理(参见糖尿病性黄斑水肿部分）。

诊断依据

- FA：虽然 PDR 可以在检查中被诊断，但 FA（尤其是广角 FA）有助于识别视网膜缺血和毛细血管无灌注、新生血管渗漏，而且常常比临床检查显示得更多。
- OCT：可协助评估黄斑水肿和监测 TRD 患者黄斑病变的进展（图 2–5）。
- 其他检查：糖化血红蛋白、血脂、血压。

鉴别诊断

放射性视网膜病变、视网膜分支静脉阻塞 （BRVO）/CRVO、黄斑旁毛细血管扩张症、视网膜血管炎、结节病、眼缺血综合征、镰状红细胞性视网膜病变。

治疗

- 良好的血糖和血压控制可降低 PDR 进展的风险。
- 全视网膜光凝术（PRP）：这是几十年来的主要治疗方法，可

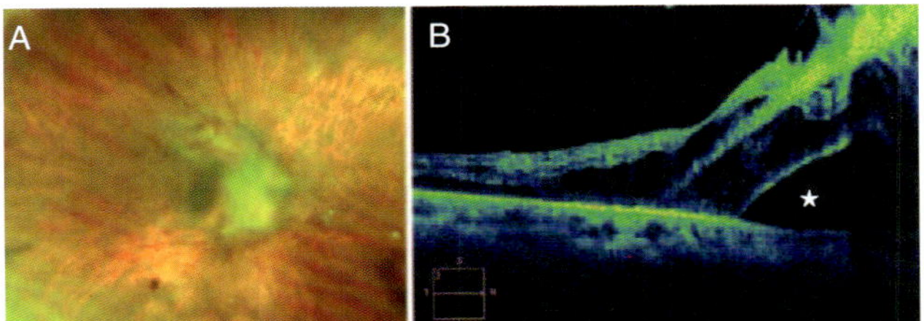

图 2–5　PDR 合并（A）TRD，（B）OCT 证实黄斑区可见视网膜下积液（星号）。

降低视网膜对缺氧的反应，使新生血管的消退，并且根据糖尿病性视网膜病变研究，可减少 50%的视力损失[1]。

- 玻璃体内抗 VEGF 治疗
  - 一项 3 期临床试验[2]发现，就视力而言，这种治疗 PDR 的效果不逊于 PRP。次要结果包括视野损伤和玻璃体手术率，抗 VEGF 治疗略优于 PRP。
  - DME 的一线治疗，越来越被认为是 DME 和 PDR 患者的起始治疗。
  - 如果作为单一疗法使用，患者对随访和治疗计划的依从性是至关重要的，因为治疗效果不像 PRP 那样持久。
- 平坦部玻璃体切割术(PPV)适用于 VH 致密或不透明并累及黄斑的 TRD。
- 如果新生血管导致房角关闭，可能需要进行青光眼滤过手术。

糖尿病性黄斑水肿

Jordan D. Deaner ,Carl D. Regillo

- 糖尿病性黄斑水肿是糖尿病性视网膜病变的常见表现，其降低了中心视力，是发达国家视力丧失的主要原因。
- 病因：慢性高血糖导致血-视网膜屏障的破坏(由周细胞和内皮细胞紧密连接维持)和血管通透性增加(由血管内皮生长因子介导)。

体征和症状

视力下降、视物变形。

检查结果

- 裂隙灯检眼镜检查：黄斑增厚（水肿），伴或不伴中心性囊样改变、微血管瘤和脂质渗出。
- 早期治疗糖尿病性视网膜病变研究（ETDRS，图 2–6）[3]定义的临床显著黄斑水肿（CSME）。
  - 黄斑中心凹 500μm 以内的视网膜增厚。
  - 黄斑中心凹 500μm 以内的硬性渗出物，同时合并有邻近部位的视网膜增厚。
  - 1 处或多处视网膜增厚面积为 1 个 PD 或以上，且这种病变的任何部分位于黄斑中心凹 1 个 PD 以内。

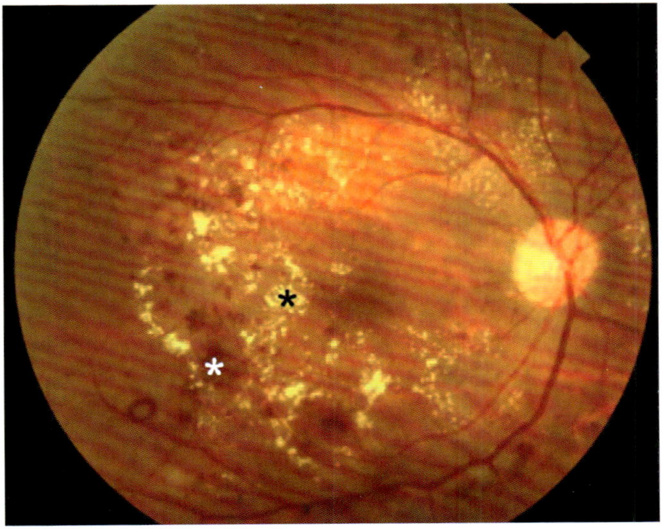

图 2–6　彩色眼底照片显示重度 NPDR 的 CSME、硬性渗出物（黑色星号）和视网膜出血（白色星号）。

诊断依据

- OCT：显示视网膜增厚，严重时常伴有囊性改变和视网膜下积液（图 2-7）。
  - 可量化水肿的程度和位置（中央型与非中央型）。
  - 显示相关的玻璃体-视网膜界面异常，如视网膜前膜（ERM）或玻璃体黄斑牵引（VMT）。
  - 对监测治疗反应很有用。
- FA：显示功能不全的毛细血管或微血管瘤的渗漏，以及 DR 的其他特征（图 2-8）。
- OCT-A：FA 的非侵入性替代显示黄斑灌注状态，并可排除其他病理，如脉络膜新生血管（图 2-9）。
- 其他检查：血糖、糖化血红蛋白、血脂、血压。

鉴别诊断

术后黄斑囊样水肿（Irvine-Gass 综合征）、药物治疗（肾上腺素、E_2-前列腺素、烟酸）引起的黄斑囊样水肿、视网膜静脉阻塞（RVO）、脉络膜新生血管、高血压性视网膜病变、眼缺血综合征、放射性视网膜病变、视网膜大动脉瘤；葡萄膜炎。

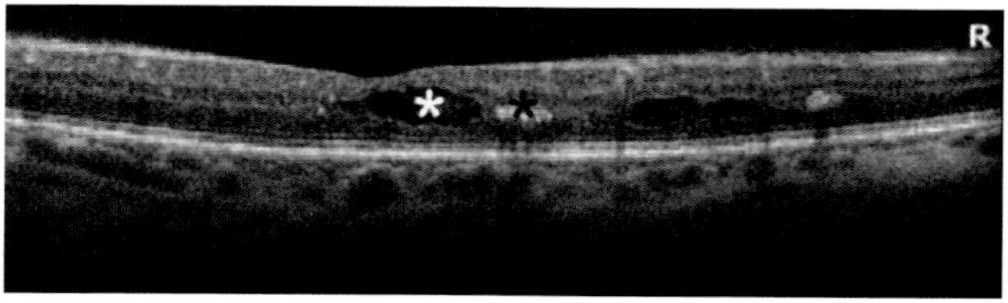

图 2-7 OCT 显示 DME 和中度 NPDR 患者黄斑有轻度黄斑囊样水肿（白色星号）和硬性渗出物（黑色星号）。

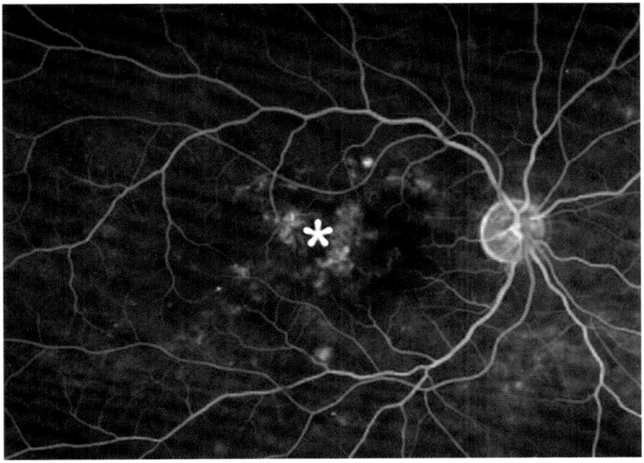

图 2–8　静脉 FA 显示严重 NPDR 和 DME 患者存在大量微血管瘤和晚期黄斑区荧光渗漏(星号)。

治疗

- 最初可能观察到轻度和(或)非中心性黄斑水肿的无症状患者。
- 玻璃体内抗 VEGF 药物是中心区受累(CI)DME 的一线治疗药物。
    - 雷珠单抗和阿柏西普是 FDA 批准用于治疗 DME 的药物。
    - 贝伐珠单抗按说明书使用。
    - DRCR 网络协议 T[4]的结果显示，阿柏西普、贝伐珠单抗和雷珠单抗均可改善视力并降低黄斑区视网膜厚度。
        - 视力较差(<20/40)：1 年后，与其他药物相比，阿柏西普组的视力改善程度更大。治疗 2 年后，雷珠单抗与

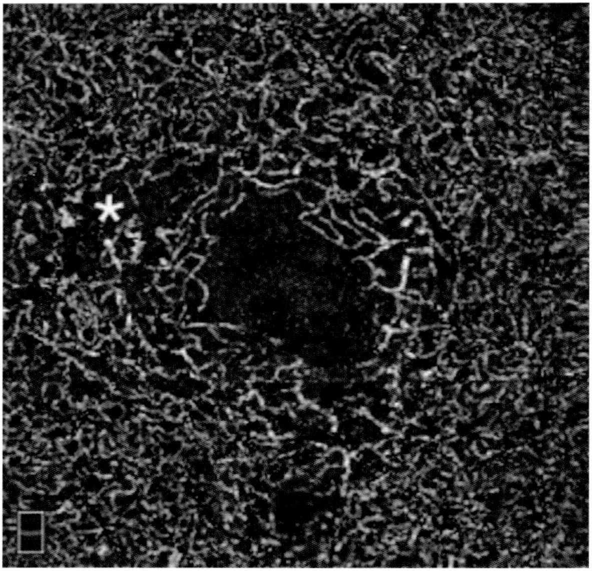

图 2-9 OCT 血管造影显示 DME 患者中心凹无血管区扩大和深层血管丛局灶性丢失(星号)。

阿柏西普之间无显著差异。

- 与贝伐珠单抗相比，两种非标记性药物在 2 年内都有更好的视觉效果或更好的 DME 减少效果，在出现更严重的 DME 时,贝伐珠单抗的表现更好(表 2-1)。

- 皮质类固醇(玻璃体内注射曲安奈德,地塞米松、氟轻松植入)通常被认为是治疗中心区受累 DME 的二线药物。
  - 比抗 VEGF 药物持续时间更长:玻璃体内注射曲安奈德和地塞米松植入长达 3~4 个月,氟轻松植入长达 2~3 年。
  - 通常在对抗 VEGF 药物反应不充分时使用,或作为持续、频繁的抗 VEGF 注射的替代方案。

表 2-1　方案 T:阿柏西普、贝伐珠单抗和雷珠单抗在 1 年和 2 年的随访中的平均视觉敏感度增益的比较

	平均视觉敏感度增益			
	1 年随访		2 年随访	
	≥20/40	<20/40	≥20/40	<20/40
阿柏西普	8.0	18.9*	7.8	18.3*
贝伐珠单抗	7.5	11.8	6.8	13.3
雷珠单抗	8.3	14.2*	8.6	16.1
意义	意义差别不大	阿柏西普和雷珠单抗对贝伐珠单抗,$P<0.05$	意义差别不大	阿柏西普对贝伐珠单抗,$P<0.05$

*,统计学意义显著。

- 副作用:眼压升高与白内障进展。
- 局灶性黄斑激光光凝术:ETDRS[3]已证实可降低 CSME 患者视力丧失的风险，但在改善 CI DME 患者视力方面逊于抗 VEGF 或皮质类固醇(DRCR 网络协议 I[5]治疗)。
  - 可考虑用于玻璃体内药物治疗未完全有效的非 CI DME。
- 如果玻璃体黄斑界面异常导致黄斑水肿,特别是如果对药物治疗的反应不佳,则可考虑 PPV 和内界膜剥离术。

棉絮斑

Ashley Khalili,David Y.Rhee

- 代表神经纤维层局部微小梗死和毛细血管前小动脉血栓

形成,由于轴浆流中断导致神经节细胞轴突肿胀(图 2–10)。

- 组织病理学:CWS 内细胞样体的特征性发现, 这是神经节细胞轴突的嗜酸性部分,由于轴浆流中断和细胞内物质积聚而扩张。

体征和症状

通常无症状,除非有黄斑受累,偶尔出现暗点或视力模糊的模糊描述,否则可能出现潜在病因的全身性症状。

检查结果

视网膜浅层局灶性白色或黄白色,稍隆起,呈扁平状,直

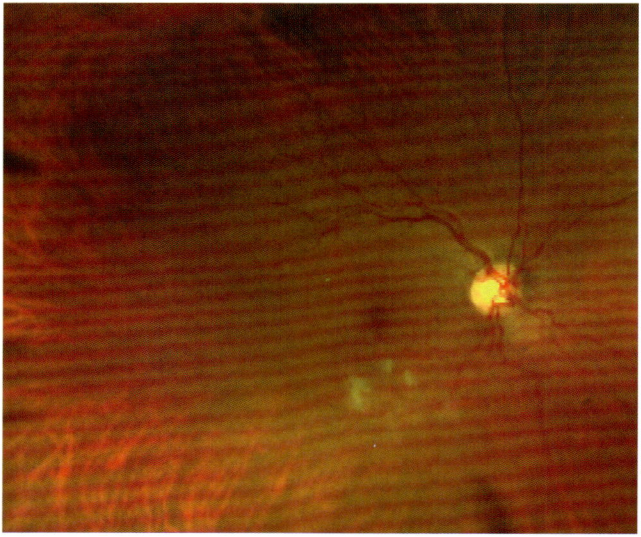

图 2–10 1 例下部 BRVO 闭塞的患者,彩色眼底照片显示CWS 的扇形区。

径通常小于 1/3 的视盘面积，最常位于后极。通常在 4~12 周内消失，但糖尿病患者可持续更长时间。

诊断依据

- OCT：内层视网膜局灶性视网膜神经纤维层增厚和高反射（图 2-11）。
- FA：可能显示 CWS 附近毛细血管无灌注区。

相关全身性疾病

DR、RVO、视网膜动脉阻塞（RAO）、急性恶性高血压性视网膜病变；HIV/艾滋病：与 CD_4 计数低（非感染性）、贫血、菌血症或真菌血症有关。栓塞过程：脂肪栓塞综合征、颈动脉或心脏栓塞、心内膜炎。白血病/淋巴瘤。免疫/炎症性疾病和胶原血管病：系统性红斑狼疮、结节性多动脉炎、巨细胞性动脉炎、皮肌炎、硬皮病。摇晃婴儿综合征（不太常见，视网膜出血更常见）。Purtscher 和 Purtscher 样视网膜病变、放射性视网膜病变、眼缺血综合征。

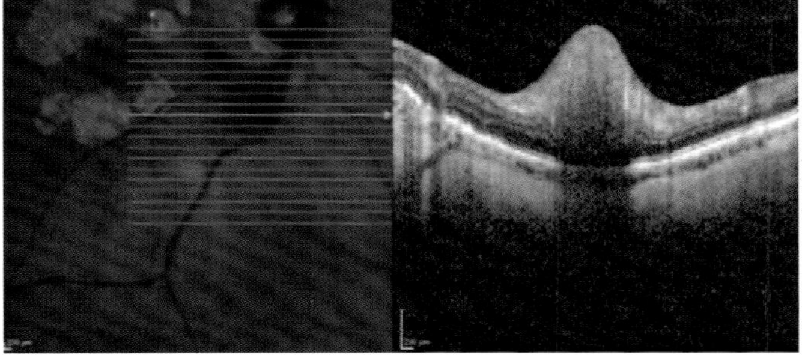

图 2-11 CWS。CWS 的 OCT 表现为局灶性视网膜神经纤维层增厚。

鉴别诊断

硬性渗出物、视网膜浸润、玻璃膜疣、脉络膜视网膜萎缩、脉络膜视网膜炎、有髓神经纤维层。

治疗

- 治疗旨在解决潜在疾病。
- 即使存在一种 CWS,也需要进行检查以确定病因,包括:
  - 未诊断的糖尿病或高血压的检查 (单一的 CWS 可以是任何一种情况的最早检眼镜检查结果)。
  - 如果没有发现潜在的全身性疾病,则需要与 PCP 进一步检查全身性血管疾病。
    - 推荐的检查:全血细胞计数、HIV 筛查、基础血生化检查。
    - 根据症状的回顾,可能需要进行额外的检查:超声心动图、颈动脉超声和血清学检查,以排除胶原血管病。

高血压性视网膜病变

Shilpa Gulati,David Y.Rhee

- 全身性高血压(收缩压>140mmHg,舒张压>90mmHg)导致视网膜、脉络膜和视神经的急性和慢性改变。
- 风险因素:非裔美国人、家族遗传史、肥胖、高盐饮食、烟酒使用。

体征和症状

急性或恶性高血压可能表现为头痛和视力模糊；慢性改变可能是无症状的。

检查结果

- 急性或恶性高血压（图 2–12）：视网膜出血（各种形态包括内界膜下、视网膜内和视网膜下）、CWS、视网膜下积液、视盘水肿；脉络膜纤维素样坏死［脉络膜毛细血管无灌注导

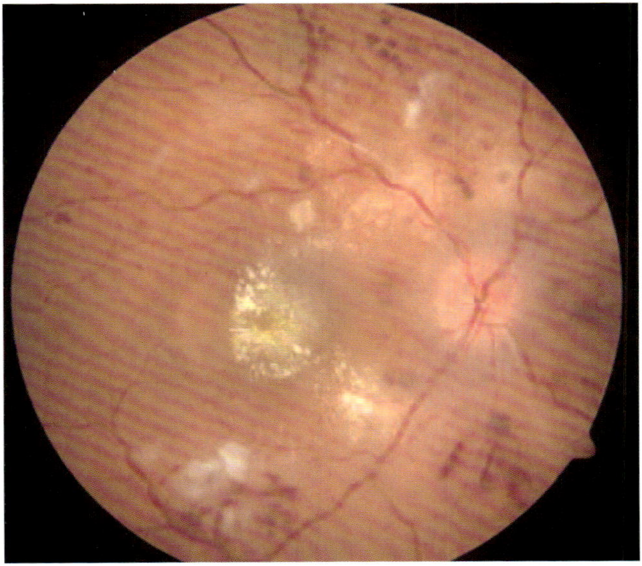

图 2–12　眼底照片显示 4 级高血压视网膜病变：视神经水肿、浆液性视网膜脱离、视网膜内出血和 CWS。（Reprinted with permission from Chirag P. Shah, MD, MPH.）

致视网膜色素上皮(RPE)缺血性坏死]表现为灰黄色脉络膜病变,随着时间的推移变得色素过度沉着,导致 Elschnig 斑点(如果为簇状)或 Siegrist 条纹(如果为线形)。

- 慢性高血压(图 2-13):小动脉狭窄(动静脉宽度比<2:3),铜丝、银丝(动脉变窄,壁内无明显血流),硬化的动脉压迫其共同外膜鞘内的静脉会导致动静脉交叉处静脉变窄(Gunn 征)或交叉处静脉偏转(Salus 征)。
- Scheie 分级是常用的分级标准:Ⅰ级,视网膜小动脉轻度变细,管径均匀无局部狭窄;Ⅱ级,明显小动脉狭窄及局部管

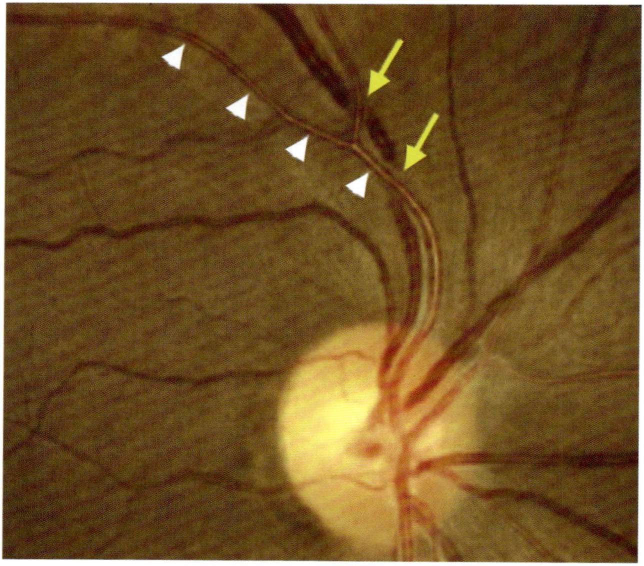

图 2-13 动静脉交叉(箭头)和小动脉铜线(三角箭头)的眼底照片,这是慢性高血压性视网膜病变的特征。(Reprinted with permission from William E. Benson, MD.)

径不规则反光增强呈钢丝或银丝状，动静脉交叉处静脉表现为偏移，远端膨胀或被压成梭形；Ⅲ级，弥漫小动脉明显狭窄及管径不规则合并视网膜出血，渗出，棉絮斑；Ⅳ级，Ⅲ级加视盘水肿和视网膜水肿。

诊断依据

收缩压和舒张压的测量。

鉴别诊断

DR、放射性视网膜病变、RAO、恶病质、黄斑旁中心凹毛细血管扩张症、血管炎、眼缺血综合征。

治疗

- 如果怀疑有继发性全身性疾病，则应进一步检查以下病症：肾动脉狭窄、先兆子痫、嗜铬细胞瘤、原发性醛固酮增多症、库欣综合征、主动脉缩窄、阻塞性睡眠呼吸暂停、甲状旁腺功能亢进和甲状腺功能亢进。
- 糖尿病患者需监测糖化血红蛋白。
- 通过初级保健提供者优化饮食和血压。
- 有症状的急性或恶性高血压患者的急诊或住院处理。血压>180/120mmHg 并伴终末器官损害（包括视盘水肿）的患者需要入院，因为如果不及时治疗，发病率和死亡率都很高。

视网膜动脉阻塞

Phoebe L.Mellen,FerhinaS.Ali

- 由于血栓栓塞、血管痉挛或炎症反应，视网膜动脉系统内的血流受损。
- 受累部位不同：视网膜中央动脉（CRAO）、视网膜分支动脉（BRAO）、睫状视网膜动脉。
- 风险因素：年龄、男性、吸烟、糖尿病、高血压、高脂血症、全身性凝血障碍。

体征和症状

突然无痛性视力丧失或短暂的视物黑矇，完全性暗点（CRAO）或部分暗点（BRAO），相对性瞳孔传入障碍。

检查结果

阻塞区的视网膜灰白、水肿，远端血管变细和闭塞，樱桃红斑（中心凹），血管腔内的栓塞物（如 Hollenhorst 斑块）（图 2-14A 和图 2-14B）。

诊断依据

- FA：视网膜动脉充盈时间明显延迟或可见视网膜动脉充盈前锋（图 2-14B）。最常见的特征为视网膜动脉期延长。
- OCT：急性期后极视网膜神经上皮水肿增厚，内核层以内结构不清（慢性；图 2-14C）。

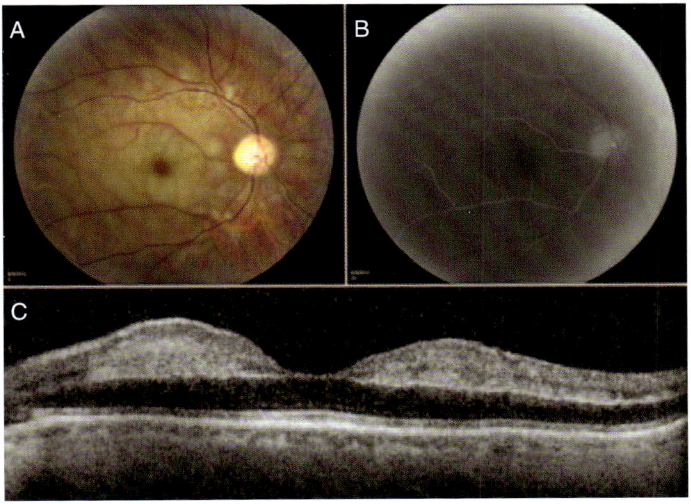

图 2-14　(A)CRAO 眼底照片显示樱桃红斑，伴有小动脉和闭塞。(B) 荧光素血管造影的动脉期表现为动脉充盈延迟和动脉充盈前锋。(C)黄斑的光谱域 OCT 表现为视网膜神经上皮水肿增厚,与急性缺血相符。

- 视网膜电图:b 波减弱(反映视网膜内缺血)。
- 实验室检查(紧急)
  - 大于 50 岁,检查未见栓子:必须考虑巨细胞性动脉炎,并监测全血细胞计数、红细胞沉降率/CRP。
  - 50 岁以下:高凝状态筛查。
  - 全面卒中评估[MRI/磁共振血管造影(MRA)脑扫描、颈动脉超声与颈部 MRA、心电图、超声心动图]。

鉴别诊断

樱桃红斑(泰-萨克斯病、唾液酸沉积症);感染性原因导致的视网膜水肿混浊(如急性视网膜坏死)、进行性外层视网膜坏死(PORN)、梅毒;缺血性血管病[糖尿病、镰状红细胞性视网膜病变、血管炎(莱姆病、结节病)]。

治疗

- 眼科急症!紧急转诊进行卒中评估。
- 眼部按摩/前房穿刺术:历史上认为这可能有助于移除栓子,但临床疗效仍未得到证实。
- 气体吸入治疗(二氧化碳和氧气的结合)用于扩张血管,但临床疗效也未得到证实。
- 由于给药的副作用(颅内出血)和未经证实的视力益处,组织纤溶酶原激活剂不推荐用于 RAO。
- 如果出现新生血管,则采用抗 VEGF 治疗和 PRP 激光治疗。
- 相关新生血管性青光眼可能需要青光眼手术。
- 视力的预后取决于缺血程度,CRAO 视力的预后通常较差。如果存在睫状视网膜动脉,黄斑血流量可能会有所代偿,视力也会有所恢复。
- BRAO 造成的视野损失通常是永久性的。

视网膜静脉阻塞

Katherine E. Talcott

- 常见的视网膜静脉阻塞是由筛板附近的视网膜中央静脉(CRVO)或动静脉交叉点(BRVO)的血栓引起的。并发症:黄斑水肿、视网膜缺血、新生血管导致青光眼、VH 和(或)

视网膜牵拉。

- 50 岁以上典型的患者通常单侧发病。CRVO 全身风险因素:高血压、开角型青光眼、糖尿病。BRVO 的全身风险因素:高血压、心血管疾病、开角型青光眼、高体重指数。

体征和症状

突然的视力丧失及视野缺损,如果闭塞血管位于周围或闭塞程度较轻,可能是无症状的;玻璃体积血引起飞蚊症,通常是由于新生血管造成的。

检查结果

- CRVO:所有 4 个象限的视网膜出血("火焰"状和深部印迹),视网膜静脉扩张和扭曲(图 2-15A)。其他表现:视盘

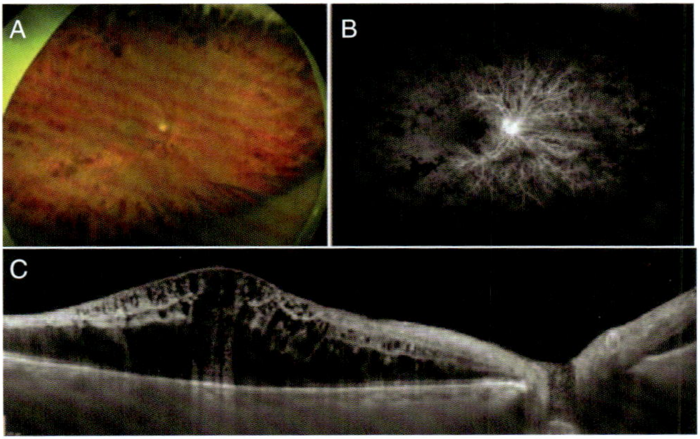

图 2-15 (A)缺血性 CRVO 的广角成像。(B)广角 FA 显示黄斑严重缺血和周边无灌注。(C)OCT 显示黄斑水肿严重。(Reprinted with permission from Christopher M. Aderman, MD.)

肿胀、CWS、黄斑水肿、新生血管(虹膜、房角、视网膜)或VH、视盘视网膜脉络膜侧支循环。

- BRVO:根据静脉阻塞的位置,视网膜内出血呈楔形分布;最常见的位置是颞上象限(图 2-16A)。

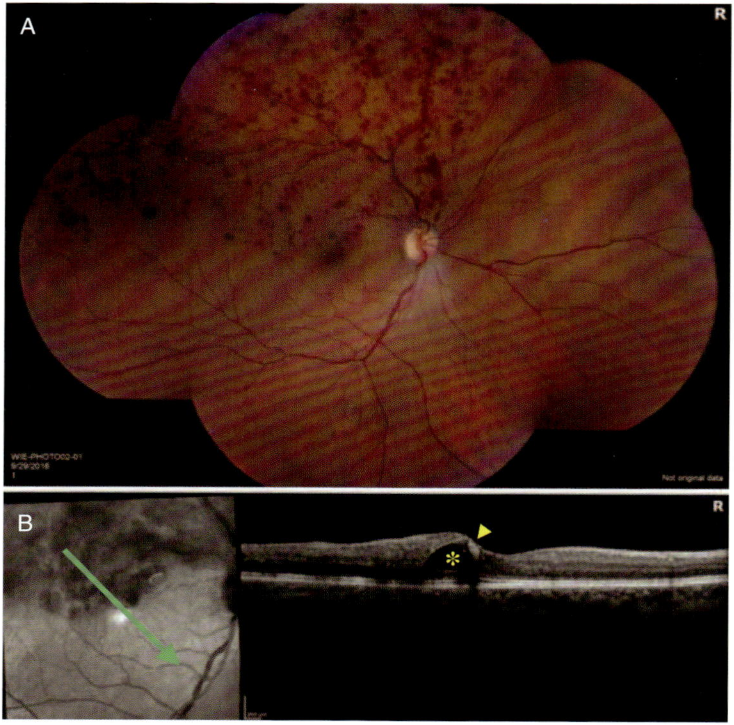

图 2-16 (A)颞上 BRVO 的眼底照片。(B)OCT 显示黄斑囊样水肿(星号)和出血(三角箭头)。

诊断依据

- FA：阻塞的视网膜静脉充盈延迟；毛细血管无灌注区（无灌注区面积≥10 个视盘面积为缺血型），微血管瘤，阻塞区静脉扩张，黄斑水肿渗漏及视网膜新生血管；慢性病例可能只有在出血缓解后才会出现微血管改变（图 2–15B）。
- OCT：可能表现为囊样水肿、视网膜内积液、视网膜下积液和（或）长期黄斑水肿或缺血导致的光感受器丧失（图 2–15C 和图 2–16B）。
- OCT–A：血管密度降低，主要是深层毛细血管层。

鉴别诊断

DR、眼缺血综合征、高血压性视网膜病变、恶病质、放射性视网膜病变。

治疗

- 目前尚无逆转 RVO 的治疗方法。目标是处理继发性黄斑水肿和（或）新生血管。
- 药物治疗
  - 抗 VEGF 疗法被认为是治疗继发黄斑水肿的一线疗法，可显著提高视力并减轻水肿[6,7]。有助于虹膜和视网膜新生血管消退。雷珠单抗和阿柏西普是 FDA 批准的药物。贝伐珠单抗已停用。
  - 类固醇药物
    - 玻璃体内注射曲安奈德：有益于 CRVO 引起的黄斑水肿，但没有显示出对 BRVO 的益处。
    - 类固醇植入物也用于治疗黄斑水肿，已获 FDA 批准。

- 激光光凝术：可作为 BRVO 二线的辅助治疗，对于 CRVO 没有视觉益处。
- 激光 PRP：用于 CRVO 继发虹膜和视网膜新生血管。部分应用于闭塞区的 BRVO 新生血管。
- 对于不典型的表现（双侧/复发性视网膜静脉阻塞，无心血管风险因素的年轻患者），排除炎症或高凝状态。

眼缺血综合征

Samuel K. Steven Houston III

- 动脉粥样硬化引起的颈动脉狭窄>90%所致的慢性眼低灌注；通常是单侧的，同时影响眼前段和眼后段。
- 风险因素：高血压、糖尿病、缺血性心脑血管疾病、外周血管疾病。

体征和症状

亚急性或急性视力丧失；较少见的一过性视力丧失（短暂性黑矇）；不同程度的视力缺损；疼痛可能由缺血或眼压升高引起，仰卧位可减轻疼痛（眼绞痛）。

检查结果

- 眼前段：角膜水肿，后巩膜血管扩张，虹膜睫状体炎，瞳孔反应迟钝伴虹膜和房角新生血管，不对称白内障。
- 眼后段：视网膜静脉扩张（但不迂曲），动脉变窄，中周部圆形斑点状视网膜出血（经典表现），NVD 或 NVE（图 2-17）。

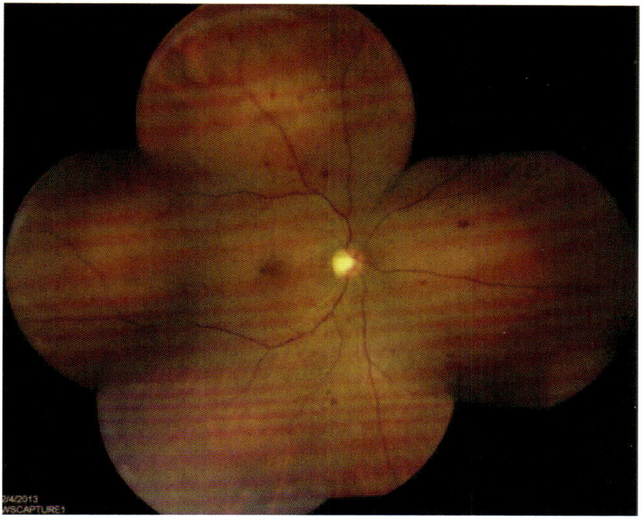

图 2–17　眼缺血综合征。彩色眼底照片主要显示为中周部出血。注意：静脉略扩张但不迂曲，动脉非常细。(Reprinted with permission from Michael Dollin, MD, FRCSC.)

诊断依据

- 检查血压。
- 颈动脉紧急评估：颈动脉多普勒、CTA、MRA。
  - 颈动脉评估通常显示病变同侧血管狭窄>90%。
- 荧光素血管造影：脉络膜充盈延迟；视网膜动静脉充盈时间延迟，中周部出血；中周部缺血；晚期血管渗漏(图 2–18)。

鉴别诊断

CRVO、DR、高血压性视网膜病变。

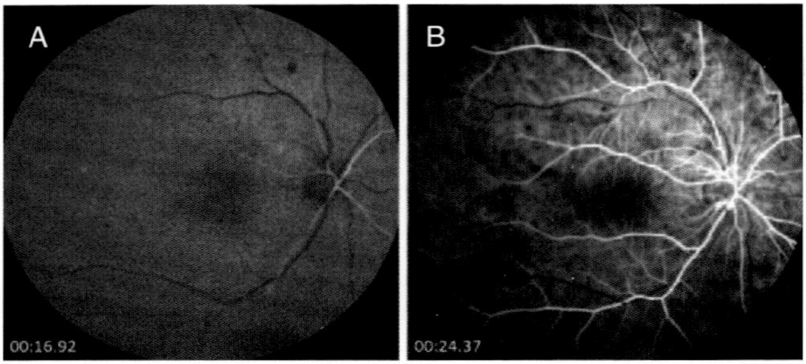

图 2–18 荧光素血管造影显示眼缺血综合征的视网膜动静脉充盈时间延迟，早期(A)动脉部分充盈，24 秒后完全充盈(B)。(Reprinted with permission from Michael Dollin, MD, FRCSC.)

治疗

- 如有必要紧急评估颈动脉并请血管外科医生会诊。
- 外用类固醇和睫状肌麻痹治疗眼前段炎症。
- 新生血管：抗 VEGF 注射后全视网膜光凝术可降低新生血管性青光眼的患病风险。
- 药物治疗眼压升高，但如果存在新生血管性青光眼，应行手术治疗（如房水分流植入物）或半导体激光睫状体光凝术治疗。

视网膜大动脉瘤

Durga S. Borkar, Allen Chiang

- 发病率约为每 9000 只眼 1 例。

- 老年和高血压是风险因素；大约 10%为双眼。

体征和症状

通常无症状；视力丧失可能继发于黄斑水肿或出血；黄斑受累时可报告视物变形或视力下降；由 VH 引起的飞蚊症。

检查结果

有症状的大动脉瘤最常见的位置是颞上象限；典型病例可能见到动脉瘤样扩张。但由于出血或渗出，可能需要进行影像学检查才能明确诊断（图 2-19A）。

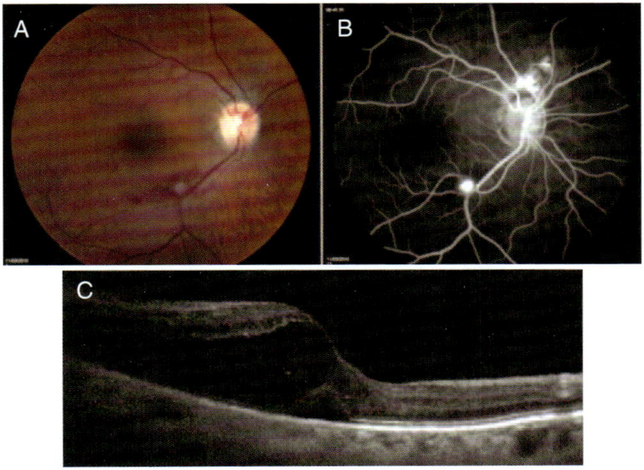

图 2-19　多模式成像包括（A）彩色眼底照相，显示颞下方的视网膜大动脉瘤伴视网膜内出血，（B）同眼荧光素血管造影，可见大动脉瘤内强荧光，（C）OCT（垂直切片）显示黄斑水肿和视网膜下积液。

诊断依据

- FA:大动脉瘤将表现为动脉期内呈梭形囊状强荧光。后期可能出现渗漏,这有助于指导治疗(图 2–19B)。
- OCT:量化渗出液和黄斑水肿(图 2–19C)。

鉴别诊断

Coats 病、Von Hippel-Lindau 综合征、BRVO、DR、放射性视网膜病变。

治疗

- 全身性高血压和可能的全身性血管疾病的检查。
- 当黄斑中心受累或受到威胁时,考虑对渗漏的动脉瘤进行激光治疗。
- 抗 VEGF 在治疗继发于渗漏或破裂的视网膜大动脉瘤的黄斑水肿方面可能有效,但易复发。

黄斑旁毛细血管扩张症

Thomas Jenkins, Jason Hsu

- 1 型(动脉瘤性毛细血管扩张):典型的单侧先天性血管异常,主要影响男性,被认为是 Coats 病的亚型;没有全身性疾病与其关联。
- 2 型(旁中心凹毛细血管扩张):双眼,通常发生于 40~60 岁,据报道患病率小于 0.1%;根据黄斑萎缩程度或视网膜下新生血管(SRNV)的发展而不同;常与糖尿病相关。

体征和症状

1 型:单侧视力下降。2 型:视力模糊和视物变形。首次就诊时通常视力良好(例如,约 20/30),随着 SRNV 发展或黄斑中心凹萎缩而出现视力下降。

检查结果

- 1 型:旁中心凹颞侧多发毛细血管瘤;环状硬性白斑或黄斑水肿。
- 2 型:黄斑旁中心凹扩张的毛细血管,呈直角的静脉引流扩张的血管瘤,其附近可有色素沉着(图 2-20A 和图 2-20B)。

诊断依据

- 1 型
  - FA:早期可见扩张的毛细血管及瘤样强荧光点,晚期瘤样强荧光点渗漏。
  - OCT:视网膜内多发的黄斑囊样水肿,伴有神经上皮脱离。可能存在视网膜下积液(图 2-20E)。
  - OCT-A:浅表和深层毛细血管丛中黄斑毛细血管密度降低。深层毛细血管丛中局灶性毛细血管扩张。
- 2 型
  - FA:早期黄斑拱环正常形态破坏,旁中心凹毛细血管扩张,晚期扩张的毛细血管渗漏形成弥漫的强荧光,无囊样荧光积存(图 2-20C 和图 2-20D)。
  - OCT:表现为中心凹下内层视网膜低反射腔隙及神经纤维层变薄(图 2-21)。还可观察到 ILM 皱褶。晚期病例视

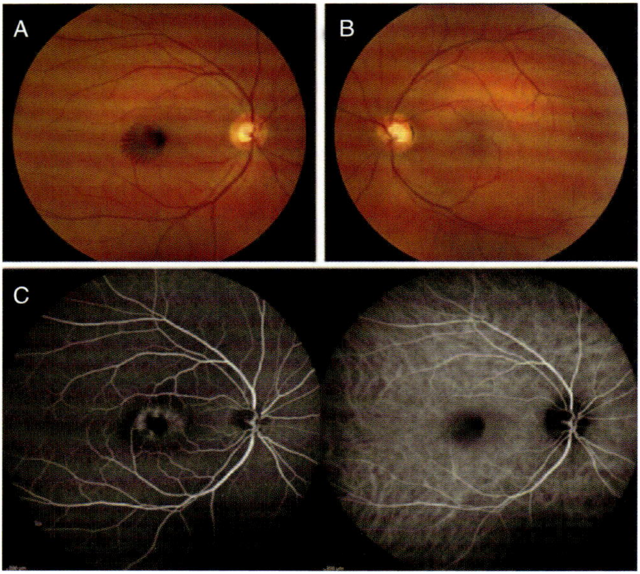

图 2-20 (A)新诊断为 2 型增殖性黄斑旁毛细血管扩张症的右眼彩色照片,显示视网膜下和视网膜内出血影响中心凹。(B)同一患者左眼的彩色照片,有非增殖性疾病的表现,有毛细血管扩张的小静脉、旁中心凹灰白色及色素沉着。(C) 右眼荧光素血管造影(左)和吲哚菁绿成像(右),显示上方毛细血管扩张渗漏,出血遮蔽视网膜下新生血管膜。吲哚菁绿血管造影显示直角小静脉。(待续)

网膜内色素迁移;视网膜下积液和深层视网膜出血(如果存在 SRNV)(图 2-20E)。

- OCT-A:浅表和深层血管丛旁中心凹血管密度降低,毛细血管扩张。如果存在 SRNV,外层视网膜会出现新生血管。
- 眼底自发荧光(FAF):黄体中心凹色素脱失引起的相对强自发荧光。

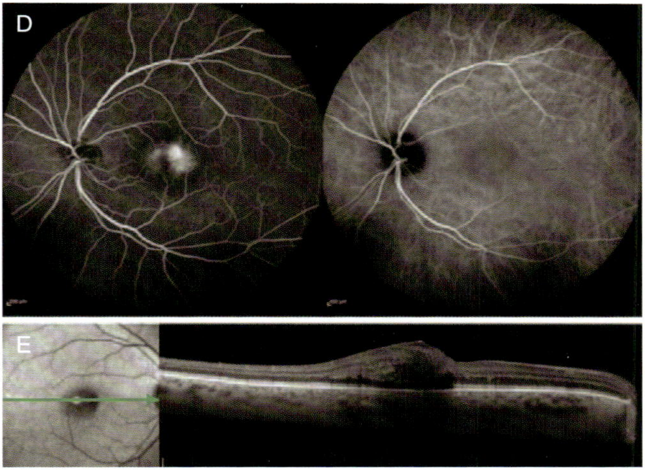

图 2-20(续)　(D)左眼 FA 显示渗漏，尽管未见新生血管，但旁中心凹见渗漏。左眼的吲哚菁绿并不明显。(E)右眼OCT 显示视网膜下和视网膜内出血和水肿。

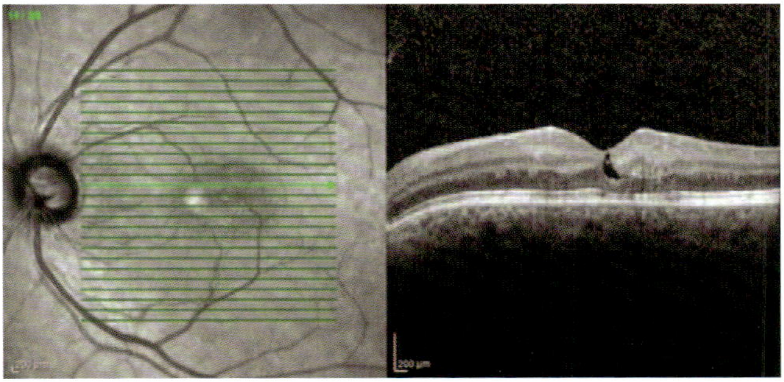

图 2-21　2 型非增殖性黄斑旁毛细血管扩张症患者的左眼 OCT 显示颞侧中心凹低反射视网膜内腔隙，椭圆体带破裂。

鉴别诊断

DR、老年性黄斑变性、RVO、放射性视网膜病变、镰状红细胞性视网膜病变、板层黄斑裂孔、Coats病。

治疗

- 没有任何治疗方法对1型黄斑旁毛细血管扩张症始终有效。
  - 在某些患者中，抗VEGF、类固醇或激光可能有一定的作用。
- 目前对于无新生血管的2型黄斑旁毛细血管扩张症尚无有效治疗方法。如果有SRNV的证据，注射抗VEGF可能是有益的。

镰状红细胞性视网膜病变

Travis J. Peck, Carl H. Park

- 镰状细胞病是一组遗传性血红蛋白病。
- 8%的非裔美国人具有镰状细胞特征，这在其他种族中很少见。
- 突变的复合杂合子(Hb SC)比纯合子(Hb SS)更容易发生视网膜病变。

体征和症状

从无症状到严重的视力丧失、飞蚊症、闪光感等。

检查结果

视网膜病变的 Goldberg 分期

- Ⅰ期：周边部动脉阻塞；Ⅱ期：周边部动静脉吻合；Ⅲ期：新生血管增生；Ⅳ期：VH；Ⅴ期：视网膜脱离。

镰状细胞病的经典表现

- 非增殖性：周边视网膜血管闭塞/吻合，鲑鱼斑出血，彩虹斑和黑旭日饰针斑（图 2–22A）。
- 增殖性：特征性改变是有血管的视网膜长入无灌注区形成海扇状新生血管；牵拉性和孔源性视网膜脱离。

诊断依据

- 血红蛋白电泳检测镰状细胞病。
- 广角 FA：毛细血管无灌注区，周边视网膜海扇状新生血管（图 2–22B）。
- OCT：视网膜变薄，保留光感受器层和视网膜色素上皮。

鉴别诊断

DR、视网膜血管阻塞、高血压性视网膜病变、眼缺血综合征、家族性渗出性玻璃体视网膜病变、Eales 病。

治疗

- 非增殖性病变可每 6 个月检查一次。
- 对于增殖性病变，抗 VEGF 注射或在无灌注区行激光光凝术。
- 对于某些病例（有良好的随访性），可观察新生血管发生的区域，以确保其不会进展，因为该区域新生血管可能会自发性梗死。

- 玻璃体切割术治疗未清除的 VH 和视网膜脱离。

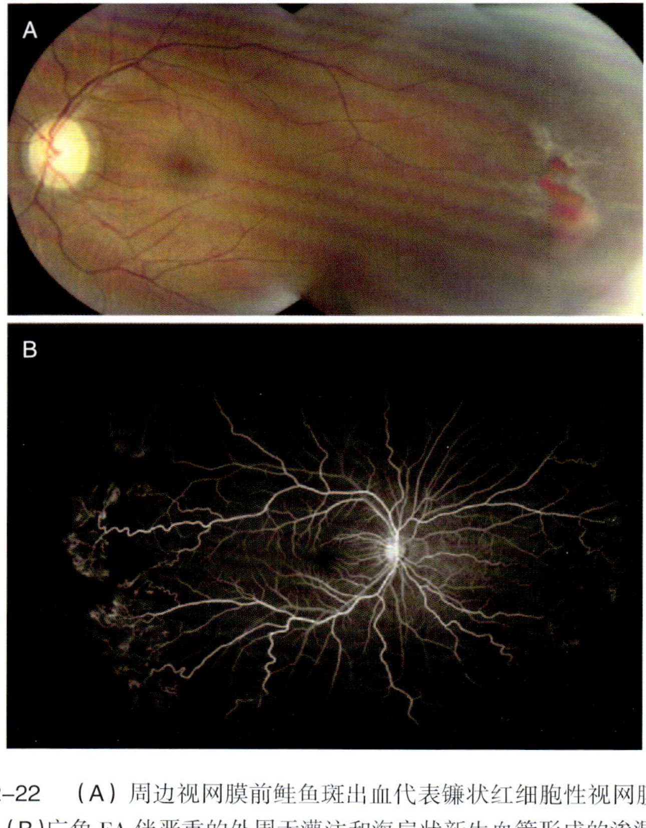

图 2–22 （A）周边视网膜前鲑鱼斑出血代表镰状红细胞性视网膜病变。(B)广角 FA 伴严重的外周无灌注和海扇状新生血管形成的渗漏。

放射性视网膜病变

Shilpa Gulati,David C. Reed

- 通常指由于 X 射线、伽马射线等放射性因素(如外照射)后出现的慢性进行性微血管病变。视网膜毛细血管内皮细胞(周细胞)的丢失会导致血管通透性降低、闭塞、无灌注和缺血。
- 延迟发病,发病高峰在放射治疗(放疗)后 2~3 年;最早可在治疗后 4 个月出现。据报道,脉络膜黑色素瘤放疗后有 10%~63%的眼出现放射性黄斑病变,3%~25%的眼出现增殖性病变。

风险因素

- 合并糖尿病、高血压和妊娠;化学治疗患者。
- 剂量依赖:一般需要>35Gy 的总放射剂量。
- 肿瘤特征:高度、基径和相对于中心凹的位置。
- 放疗方式:保护眼睛结构不受外部射线照射可能会减少对黄斑的辐射。
- 分割大小:超分割与降低发病率有关。

体征和症状

早期的视网膜病变可能是无症状的;患者可能会出现视力模糊或飞蚊症。

检查结果

毛细血管扩张、微血管瘤、视网膜内出血、CWS、硬性渗出、黄斑水肿、血管鞘(图 2-23)。增殖性病变:视网膜/眼前段新生血管、VH、TRD、新生血管性青光眼。

诊断依据

- OCT:评估黄斑水肿(图 2-24A)。

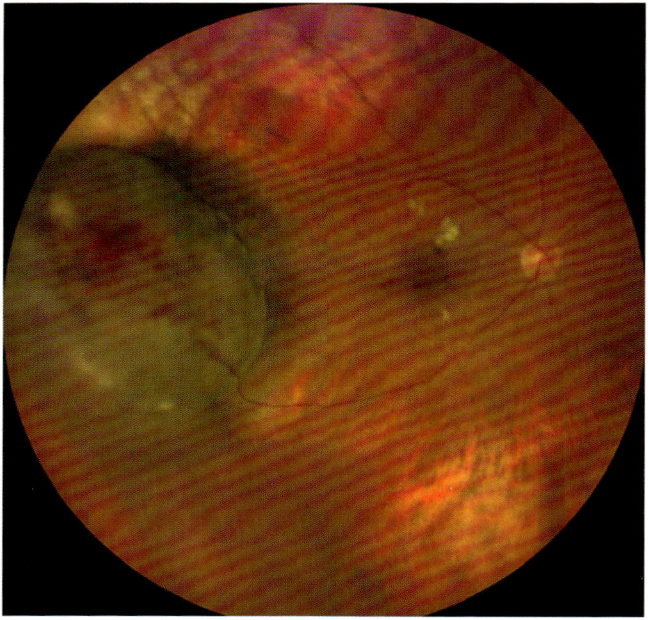

图 2-23 放射性视网膜病变。脉络膜黑色素瘤放疗 10 个月后拍摄的眼底照片,显示 CWS、视网膜内出血和渗出物。(Reprinted with permission from Jay S. Duker, MD.)

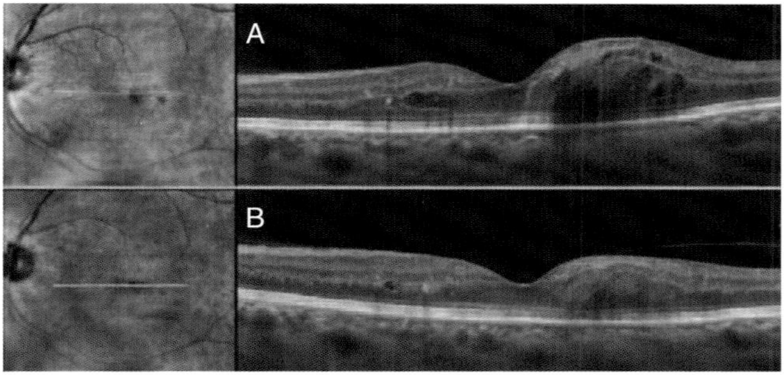

图 2–24　(A)黄斑 OCT 显示有脉络膜黑色素瘤放疗史的患者,视网膜内黄斑周围积液。视力是 20/50。(B)玻璃体内注射贝伐珠单抗后,视觉改善至 20/40。(Reprinted with permission from Jay S. Duker, MD.)

- FA:显示微动脉瘤、局灶性毛细血管闭塞、缺血和增殖性疾病渗漏。

鉴别诊断

DR、高血压性视网膜病变、视网膜动静脉阻塞、Coats 病、黄斑旁毛细血管扩张症、眼缺血综合征。

治疗

- 预防:未被广泛实施;在对肿瘤基底部周围预期缺血区进行放疗时,眼周注射曲安奈德可能会降低黄斑病变的发生率或严重程度。
- 黄斑水肿:一系列病例显示,玻璃体内注射贝伐珠单抗(图 2–24B)、玻璃体内注射曲安奈德及格栅激光治疗对黄斑水肿有短暂改善,但对视力的影响不大,往往需要重复注射才能持续改善。

- 增殖性病变：局部或 PRP 用于视网膜、视神经或眼前段新生血管；PPV 用于未清除的 VH 或 TRD。
- 合并新生血管性青光眼的病例可能需要眼球摘除术。
- 有用光动力学疗法、高压氧和口服己酮可可碱成功治疗的病例报道。

参考文献

1. The Diabetic Retinopathy Study Research Group. Preliminary report on effects of photocoagulation therapy. *Am J Ophthalmol.* 1976;81(4):383-396. doi:10.1016/0002-9394(76)90292-0
2. Gross JG, Glassman AR, Liu D, et al; Diabetic Retinopathy Clinical Research Network. Five-Year Outcomes of Panretinal Photocoagulation vs Intravitreous Ranibizumab for Proliferative Diabetic Retinopathy: A Randomized Clinical Trial. *JAMA Ophthalmol.* 2018;136(10):1138-1148. doi:10.1001/jamaophthalmol.2018.3255
3. Early Treatment Diabetic Retinopathy Study Research Group. Photocoagulation for diabetic macular edema. Early Treatment Diabetic Retinopathy Study report number *Arch Ophthalmol.* 1985;103(12):1796-1806. doi:10.1001/archopht.1985.01050120030015
4. Wells JA, Glassman AR, Ayala AR, et al; Diabetic Retinopathy Clinical Research Network. Aflibercept, bevacizumab, or ranibizumab for diabetic macular edema. *N Engl J Med.* 2015;372(13):1193-1203. doi:10.1056/NEJMoa1414264
5. Elman MJ, Bressler NM, Qin H, et al. Expanded 2-year follow-up of ranibizumab plus prompt or deferred laser or triamcinolone plus prompt laser for diabetic macular edema. *Ophthalmology.* 2011;118(4):609-614.
6. Varma R, Bressler NM, Suñer I, et al; BRAVO and CRUISE Study Groups. Improved vision-related function after ranibizumab for macular edema after retinal vein occlusion: results from the BRAVO and CRUISE trials. *Ophthalmology.* 2012;119(10):2108-2118. doi:10.1016/j.ophtha.2012.05.017
7. Heier JS, Clark WL, Boyer DS, et al. Intravitreal aflibercept injection for macular edema due to central retinal vein occlusion: two-year results from the COPERNICUS study. *Ophthalmology.* 2014;121(7):1414-1420.e1. doi:10.1016/j.ophtha.2014.01.027

第 3 章

感染性炎性疾病

眼内炎

Meera D. Sivalingam, Sunir J. Garg

- 玻璃体和房水的炎症通常是由感染引起的。
- 外源性因素:最常见的类型,根据潜在原因进行分类。
  - 术后急性眼内炎:发生在手术后 6 周内,其中白内障术后发生率为(0.13%~0.7%)/年,经睫状体平坦部玻璃体切割(PPV)术后的发生率为(0.02%~0.15%)/年。
  - 术后迟发性眼内炎:手术后数周至数月发生,常见病原菌包括痤疮丙酸杆菌、葡萄球菌、真菌等。
  - 结膜滤过泡相关眼内炎:可能发生于手术后数月至数年,发生率在 0.12%~1.2%之间。
  - 外伤性眼内炎:穿通性损伤后数天至数周。
  - 玻璃体内注射术后眼内炎:注射后数天,文献报道的发生率范围约为 0.05%。

- 内源性因素
  - ○ 细菌性眼内炎：由菌血症引起的眼部血行播散；40%的病例发生在由链球菌和葡萄球菌引起的感染性心内膜炎患者中；也可能发生在由大肠杆菌引起的尿路感染患者中；通常也存在于静脉药物滥用导致的蜡样芽孢杆菌引起的短暂菌血症患者。
  - ○ 酵母菌眼内炎：为典型念珠菌属；发生于免疫功能低下、接受长期抗生素治疗或长期留置导管的患者。
  - ○ 真菌性眼内炎：在北美罕见；感染因素可以是内源性，也可以是外源性；其中最常见的病原菌为曲霉菌和镰刀菌；且易在伴有持久性免疫功能低下的患者中发病。

体征和症状

视力下降、眼痛、眼红、眼前黑影。

检查结果

- 眼前段：眼睑水肿、结膜充血、角膜水肿、前房细胞、前房积脓、严重前房反应与纤维蛋白反应[1]（图 3–1）。
- 眼后段：玻璃体细胞、玻璃体混浊、红光反射减弱、视网膜出血、视网膜血管鞘样改变、脉络膜脱离（图 3–2）。
- 根据病原体不同，感染范围为局灶性脉络膜视网膜炎伴前部玻璃体炎，甚至可发展为全眼感染。

诊断依据

- 排除伤口或滤过泡的渗漏、暴露的缝线。

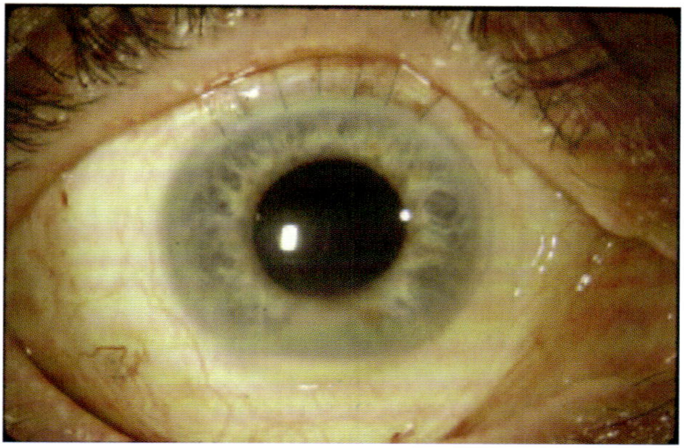

图 3–1　迟发性眼内炎患者的眼前段照片，提示眼前段轻度结膜充血、角膜后沉着物和前房积脓。

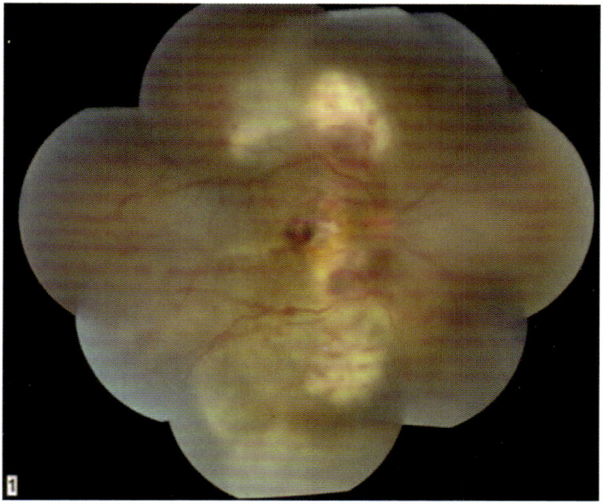

图 3–2　耐甲氧西林性金黄色葡萄球菌内源性眼内炎患者的眼底照片，右眼彩色眼底照片提示玻璃体炎症细胞、弥漫性脉络膜视网膜血管炎和视网膜出血。

- 如果因眼底检查受限，B 超检查会提示存在玻璃体炎、脉络膜增厚（图 3–3）。
- 完善全面的内源性感染的医疗检查。

鉴别诊断

急性非感染性葡萄膜炎、无菌性眼内炎、包括视网膜母细胞瘤和淋巴瘤在内的眼内肿瘤、视网膜脉络膜感染。

治疗

- 细菌性感染：抽取玻璃体（或前房液）进行革兰染色/培养，向玻璃体内注射抗生素。如果是内源性感染，患者应进行全身排查，以确定感染源，并根据结果给予恰当的全身抗

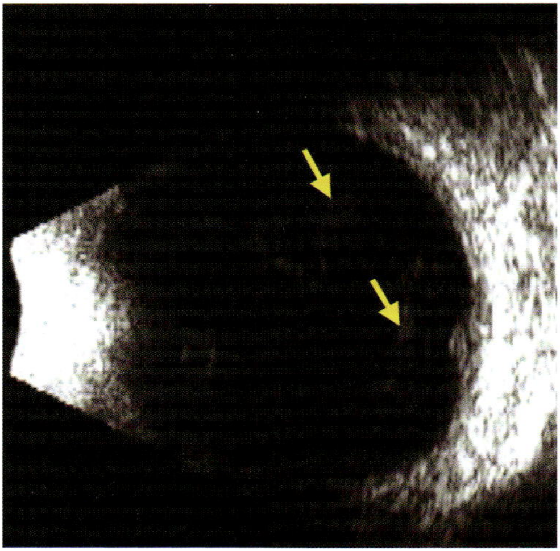

图 3–3 B 超显示玻璃体团块样混浊（箭头）及其内致密的玻璃体炎症细胞。

生素治疗。

- 常用玻璃体内注射药物：万古霉素（1mg/0.1mL）和头孢他啶（2.25mg/0.1mL）；如果患者对青霉素/头孢菌素过敏，可考虑用阿米卡星（0.4mg/0.1mL）代替头孢他啶。
- 玻璃体切割术后眼内炎的研究（EVS）：评估 PPV 和全身应用抗生素在白内障术后细菌性眼内炎中的治疗作用，并有如下发现：
    - 全身抗生素不能改善视觉效果。
    - 在获得手动视力或更好的视力方面：立即给予玻璃体内抗生素注射与 PPV 治疗无明显差异。
    - 视觉效果：及时的 PPV 改善效果更明显。
- 真菌性感染和酵母感染：应向玻璃体内注射伏立康唑（0.1mg/0.1mL）或两性霉素（5μg/0.1mL）；或在玻璃体切割术后进行玻璃体内注射治疗。

眼弓形体病

Nikolas J. S. London

- 普遍存在的寄生虫/原生动物（刚地弓形虫），也为热带地区的地方性疾病。在北美，最主要的宿主是家猫。
- 由弓形虫引起的眼内炎症（葡萄膜炎）已成为一些国家和地区最常见的后葡萄膜炎之一。
- 先天性（经胎盘）感染通常累及黄斑，可能为双侧发病；后天性（出生以后）感染通常发生在黄斑区以外区域，常为单侧发病。

体征和症状

全身性：急性感染通常无症状，但 10%~20% 的成人获得性弓形体病患者可能伴有发热、心悸、咽痛伴或不伴淋巴结肿大。眼部：明显的视物模糊和飞蚊症，通常无痛，除非有明显的前葡萄膜炎。

检查结果

- 乳黄色圆形区域的视网膜炎继发累及脉络膜和巩膜，常邻近脉络膜视网膜可有瘢痕（图 3–4），明显的玻璃体炎"雾灯

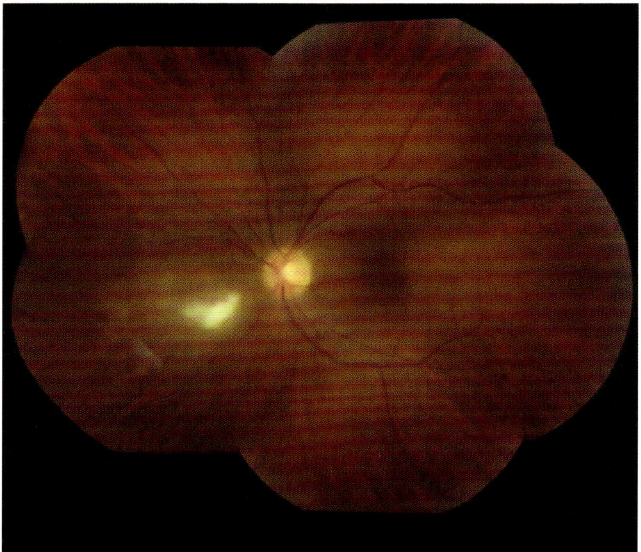

图 3–4 左眼彩色眼底照片显示，视盘鼻侧视网膜呈乳黄色–白色区域，并伴有动脉周围 Kyrieleis 斑块和病灶附近的视网膜血管炎。

样"外观(出现"雾气"现象),血管炎伴可能的动脉周围渗出物(Kyrieleis 斑块),潜在的血管闭塞;潜在的眼压升高。

诊断依据

- 荧光素血管造影(FA):显示活动性病变区域出现视网膜血管渗漏,血管周围管壁染色,视盘强荧光(图 3–5)。
- 弓形体病血清抗体 IgG 和 IgM:IgM 提示急性感染,重复暴露后不出现,IgM 不能穿过胎盘屏障,而 IgG 可以,IgG 表明既往感染。

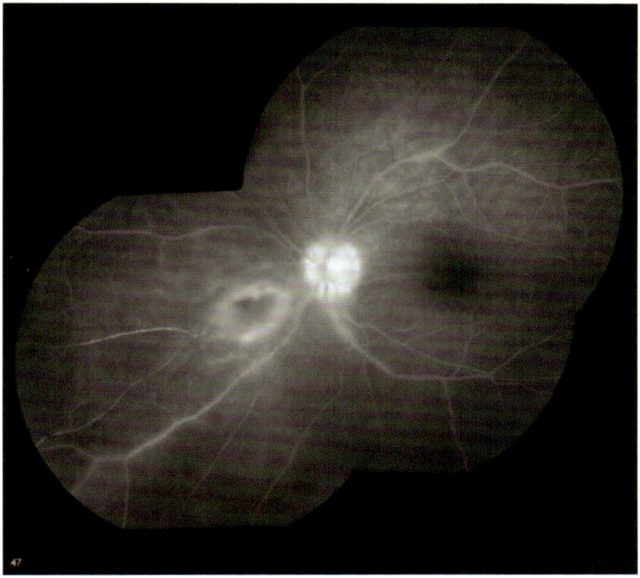

图 3–5　图 3–4 所示同眼 FA 显示视网膜炎区强荧光,邻近血管周围染色、轻度渗漏及视盘染色。

- 聚合酶链反应(PCR)技术检测眼内液(玻璃体/房水)可帮助诊断。
- 通过 MRI 扫描对免疫功能低下的患者进行检查,来评估其中枢神经系统的受累情况。

鉴别诊断

疱疹病毒性视网膜炎、梅毒、眼结核、内源性眼内炎、眼淋巴瘤。

治疗

并非所有病例都需要治疗。

- 治疗标准:病变位于黄斑区或视神经旁,病变侵及大血管,明显出血,炎症导致 2 行或 2 行以上的视力损害;免疫功能不全的患者。
- 复方新诺明 (复方磺胺甲　唑片)800mg/160mg 双倍口服,每日 2 次;乙胺嘧啶 100mg 负荷剂量,随后 25~50mg,每日 1 次和磺胺嘧啶 1g,每日 4 次,持续 4~6 周。同时服用叶酸 3~5mg,每周 2 次,以预防白细胞减少症和血小板减少症;克林霉素 300mg,每 6 小时服用 1 次,持续用药 3 周或更长时间;阿托伐醌 750mg,每日 4 次,连续用药 3 个月。
- 局部睫状肌麻痹和皮质类固醇治疗明显的眼前段炎症。
- 除非病灶累及黄斑,否则不常规全身应用皮质类固醇进行治疗。如果需全身应用皮质类固醇进行治疗,应在抗生素使用后的 24~48 小时内进行,并在停用抗生素前逐渐减量。

眼拟组织胞浆菌病综合征

Katherine E. Talcott

- 其特征为萎缩性脉络膜视网膜瘢痕、视盘周围萎缩斑或瘢痕、脉络膜新生血管膜(CNV)。
- 可能是由于感染酵母形式的荚膜组织胞浆菌,这是一种流行于俄亥俄州和密西西比河谷的真菌。
- 也可能是由某些生物体引发的炎症反应,包括荚膜梭状芽孢杆菌,因为该病与人类白细胞抗原(HLA)单倍体 DRw2 和 B7 有关。

体征和症状

CNV 导致无痛性视力丧失、视物变形和中心/旁中心暗点;通常无症状时无 CNV 产生。

检查结果

其特征性表现(多为双侧)包括:①在黄斑或其周围出现散在、萎缩或“穿凿样”脉络膜瘢痕,病灶较视盘小,可能在视网膜中周部出现线性或曲线性瘢痕(图 3-6A);②视盘周围萎缩;③无眼内炎症。发现可能伴有 CNV(黄斑瘢痕患者的风险为 25%),可进展为伴有视网膜下纤维血管组织的盘状瘢痕。

诊断依据

- FA：萎缩区强荧光窗样缺损；CNV 可通过荧光素染料的渗漏来识别(图 3-6B)。
- 吲哚菁绿血管造影：在 CNV 病例中，早期过度着色可显示 CNV 血管形态。
- 光学相干断层扫描(OCT)：显示 CNV 的位置和范围，用于监测疾病活动和对治疗的反应(图 3-6C 和图 3-6D)。
- 眼底自发荧光：小的、无色素的脉络膜视网膜瘢痕出现弱

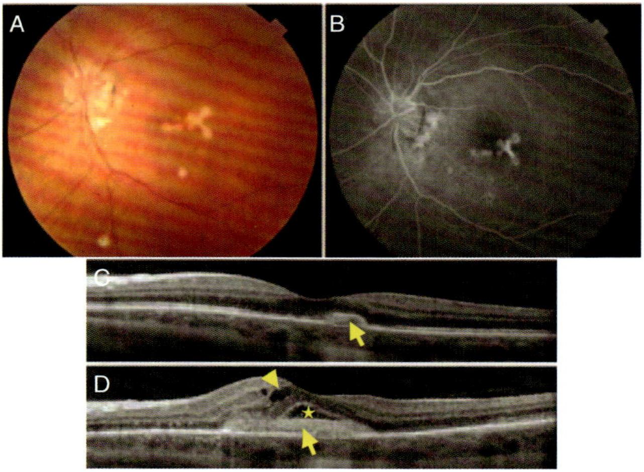

图 3-6 (A)左眼眼底照片显示多处脉络膜视网膜瘢痕和视盘周围萎缩，与眼拟组织胞浆菌病综合征一致。(B)FA 显示窗样缺损。(C)OCT 显示视网膜下高反射物质(箭头)，但未见视网膜下积液。(D)1 个月后重复 OCT 显示新的视网膜内水肿(三角箭头)、视网膜下积液(星号)、视网膜下高反射物质增大(箭头)，与 CNV 一致。(Reprinted with permission from Sundeep K. Kasi, MD.)

自发荧光。

- 组织纤溶蛋白皮肤抗原检测:不是诊断或常规检查所必需的,但有助于确定是否曾接触过荚膜组织胞浆菌。

鉴别诊断

多灶性脉络膜炎伴全葡萄膜炎、多发性一过性白点综合征(MEWDS)、近视变性、点状内层脉络膜病、结节病、脉络膜破裂伴脉络膜新生血管、老年性黄斑变性。

治疗

监测 CNV 的发展;抗血管内皮生长因子注射是 CNV 的主要治疗方法。

念珠菌性脉络膜视网膜炎

Joshua H. Uhr, Sunir J. Garg

- 眼部念珠菌病并不常见,最近的研究报告显示,念珠菌病发生率低至1%。念珠菌通过毛细血管血行播散到脉络膜和视网膜,有可能突破至玻璃体。
- 通常是内源性的,但也可能是外源性的(如创伤)。眼部念珠菌病的风险因素:白色念珠菌感染(与非白色念珠菌相比),多重阳性血培养,因疾病或药物引起的免疫抑制。

体征和症状

由于病程缓慢,可能无症状;视力模糊、疼痛、畏光。

检查结果

- 脉络膜视网膜炎：局灶性、深部黄白色病变，无玻璃体炎（图 3–7A）。
- 眼内炎：玻璃体内“雪球样改变”；可能有前房积脓、巩膜炎和视神经受累。

诊断依据

OCT 有两种模式。

- 脉络膜视网膜浸润：从脉络膜经视网膜色素上皮（RPE）向上，进展至视网膜各层（图 3–7B）。
- 无脉络膜受累的视网膜血管浸润：真菌“栓子”导致局灶性血管炎、神经纤维层梗死。

鉴别诊断

- 感染性（细菌性眼内炎、急性视网膜坏死、弓形体病脉络膜视网膜炎、结核病）；炎症性（中/后葡萄膜炎、结节病、贝赫切特病、福格特–小柳–原田综合征）；肿瘤（视网膜母细胞瘤、眼内淋巴瘤、白血病浸润）。

治疗

- 系统性抗真菌治疗：考虑不涉及黄斑病变的脉络膜视网膜炎（无玻璃体炎）患者。
    - 口服氟康唑（如果易感）800mg（12mg/kg），然后每天 400~800mg（6~12mg/kg）。
    - 静脉注射伏立康唑 400mg（6mg/kg），每 12 小时静脉滴注 400mg（6mg/kg），共 2 次，然后每 12 小时 300mg（4mg/kg）。

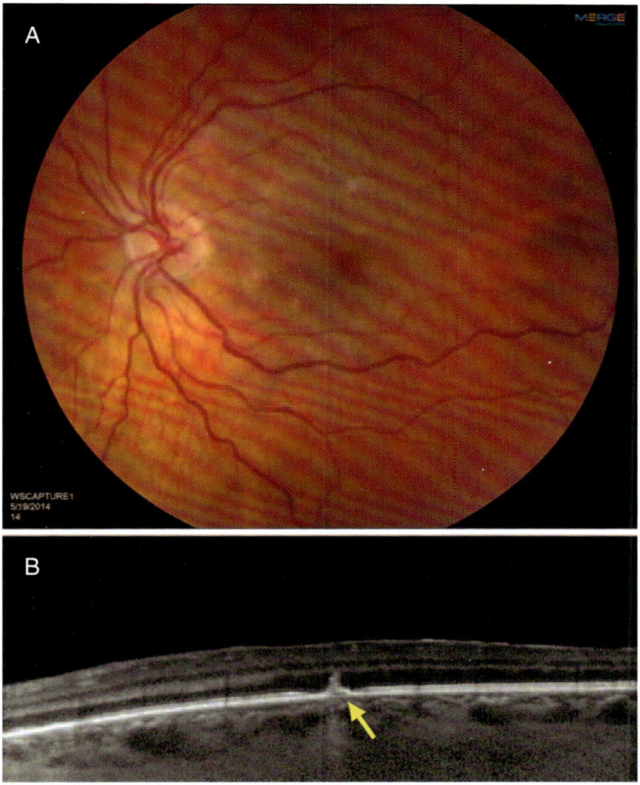

图 3–7　(A)局部深白色脉络膜视网膜病变,以念珠菌性脉络膜视网膜炎为特征,无玻璃体炎。(B)同眼增强深度成像 OCT 显示局灶性亚 RPE 浸润并 RPE 突破（箭头）。(Reprinted with permission from Sonia Mehta, MD.)

- 玻璃体内抗真菌治疗:如果黄斑受到威胁或存在玻璃体炎,可与全身抗真菌药物联合使用。

  - ○ 两性霉素B脱氧胆酸5~10μg/0.1mL或伏立康唑100μg/0.1mL。
- 手术(例如PPV):对于顽固性病例或获取诊断检测标本,手术可能是必要的。
- 疗程通常为4~6周,或直到所有病变在连续检眼镜检查中消失。
- 对于无眼睛受累的念珠菌血症患者,应每2周一次进行重复检查。

梅毒性脉络膜视网膜炎

Douglas R. Matsunaga, Sonia Mehta

- 梅毒是一种由梅毒螺旋体引起的性传播感染,它可能涉及眼睛的几乎任何结构。
- 最常见的眼部表现:全葡萄膜炎和后葡萄膜炎伴脉络膜视网膜炎。
- 表现为继发性梅毒。
- 可能是单侧或双侧,有或无全身症状。

体征和症状

视力下降、飞蚊症。

检查结果

一个或多个黄色奶油样浅层视网膜下病变(图3-8A);可能伴前葡萄膜炎、玻璃体炎、视网膜血管炎、浆液性/渗出性

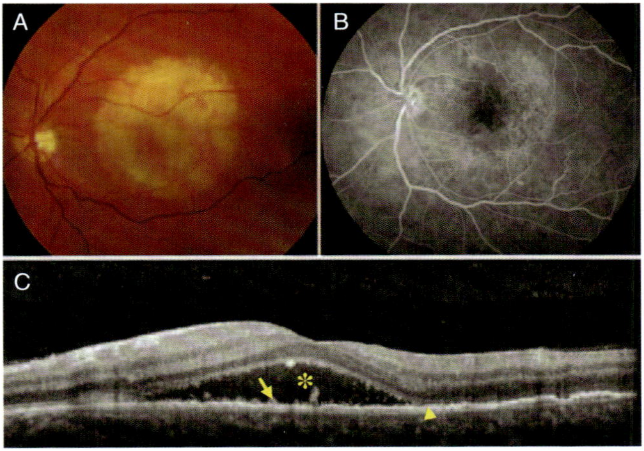

图 3–8　(A)彩色眼底照片显示视网膜下黄色舌状梅毒病变。(B)静脉期 FA 病变呈强荧光，可见散在的弱荧光点。(C)梅毒病变 OCT 显示视网膜色素上皮颗粒样高反射（箭头）、视网膜下积液（星号）和脉络膜散在的点状高反射点（三角箭头）。

视网膜脱离(RD)或视神经炎。

诊断依据

- 实验室
  - 非特异性试验（非梅毒螺旋体试验）：快速血浆反应素(RPR)，性病研究实验室(VDRL)。
    - 高敏感性半定量检测，测量针对受损宿主细胞和螺旋体释放的抗原抗体；滴度可用于追踪活动性疾病、治疗反应或再感染。
  - 特异性试验（梅毒螺旋体试验）：荧光素密螺旋体抗原吸附试验(FTA–ABS)、梅毒、酶联免疫分析法(EIA)、梅毒螺旋体颗粒凝集试验。

- 测量抗梅毒螺旋体蛋白抗体的高特异性定性试验；终身保持阳性。

○ 美国疾病控制与预防中心建议通过"反向序列"检测获得这两种类型的检测，以准确诊断，该检测从非特异性免疫分析（如EIA）开始。如果呈阴性，排除梅毒；如果呈阳性，则进行非密螺旋体检测（如RPR），如果检测结果呈阳性则诊断为梅毒。EIA阳性后的RPR阴性是一种不一致的结果，必须通过不同的梅毒螺旋体试验（如梅毒螺旋体颗粒凝集试验）来确认，该试验非常敏感和特异。

○ 由于合并感染率高，对人类免疫缺陷病毒（HIV）的筛查非常重要。

- 腰椎穿刺（LP）：脑脊液（CSF）VDRL和分析。
- FA：早期弱荧光伴中晚期强荧光。分散的弱荧光斑点（"豹纹斑"，图3-8B）。
- OCT：可能显示RPE颗粒样高反射性，伴有椭圆体带破裂或缺失、视网膜下积液和（或）脉络膜点状高反射性（图3-8C）。

鉴别诊断

病毒性视网膜炎［如进行性视网膜外层坏死（PORN）、急性视网膜坏死（ARN）、巨细胞病毒（CMV）性视网膜炎］、白点综合征、结节病、结核病、肿瘤（如视网膜下淋巴瘤、转移瘤）。

治疗

- 建议对LP进行感染性疾病咨询，并协助医疗。

- 按神经梅毒治疗：青霉素 G 钠(1800 万~2400 万 U，每日 1 次)或青霉素 G 普鲁卡因(240 万 U，肌内注射，每日 1 次)加口服丙磺舒 10~14 天。
- 如果最初的脑脊液 VDRL 呈阳性，在治疗 6 个月后重复 LP。

急性视网膜坏死

Kalla A. Gervasio, Sunir J. Garg

- 由水痘–带状疱疹病毒(VZV，多见于老年患者)感染引起或单纯疱疹病毒(HSV，多见于年轻患者)感染引起；较少被巨细胞病毒或 EB 病毒(EBV)感染引起。
- 通常出现于无免疫能力的未成年人(在 5~7 岁时出现)。
- 2/3 的病例是单侧的，1/3 是双侧的。

体征和症状

视力急剧下降、畏光、眼痛、红肿、闪光感、飞蚊症、视野丧失。

检查结果

- 美国葡萄膜炎协会标准：最早位于周边部、中周部，可累及 1 个或多个象限的黄白色全层视网膜坏死(图 3–9)，环周扩散，以视网膜动脉炎为特征的视网膜血管闭塞、玻璃体混浊，病变进展迅速。
- 其他改变：角膜炎、角膜溃疡、眼前段葡萄膜炎、眼压升高、

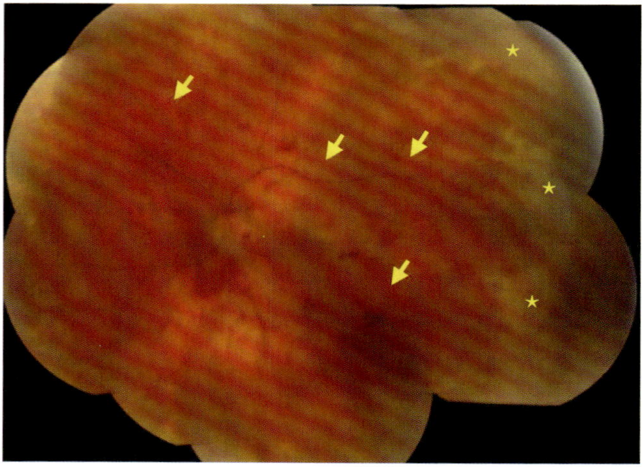

图 3-9 左眼广角眼底照片显示周围有多灶性坏死(星号),并有环周扩散、血管鞘、闭塞性血管病变(箭头),与 ARN 一致的视网膜出血。视盘水肿也很明显。

视神经炎、视盘水肿、黄斑水肿、迟发性 RD(70%的病例)。

诊断依据

- 实验室:HIV、全血计数、RPR/VDRL、FTA-ABS、红细胞沉降率、弓形虫滴度、纯化蛋白衍生物(PPD)或 QuantiFERON-TB Gold。
- 前房或玻璃体穿刺:病毒和弓形虫 PCR。
- FA:显示视网膜血管炎和缺血的程度(图 3-10)。
- 脑部 CT/MRI 扫描和(或)LP:如果怀疑为恶性肿瘤、梅毒或脑炎。

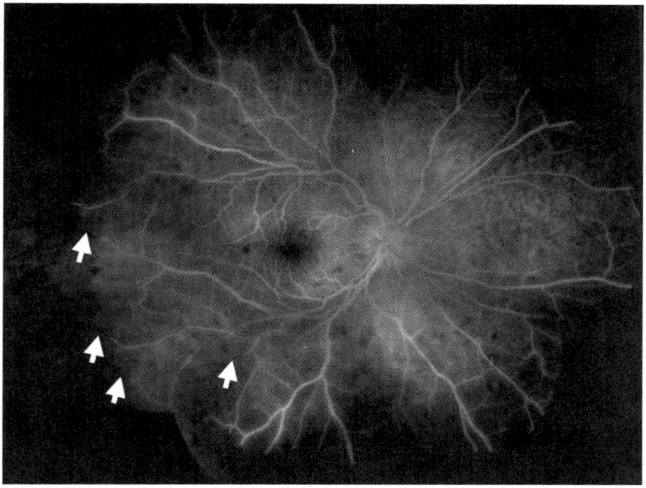

图 3–10　右眼 FA 显示视网膜血管炎和缺血，伴视网膜静脉弥漫渗漏和周边血管阻塞(箭头)。

鉴别诊断

巨细胞病毒性视网膜炎、弓形虫脉络膜视网膜炎、梅毒、贝赫切特病(白塞葡萄膜炎)、结节病、真菌性或细菌性眼内炎、眼内淋巴瘤或白血病。

治疗

- 药物治疗
  - 口服抗病毒药物和玻璃体内注射。
    - 伐昔洛韦口服，1~2g，每日 3 次，或泛昔洛韦 500mg，每日 3 次(一线治疗)；或阿昔洛韦 800mg，每日 5 次(二线治疗)。

    - 玻璃体内注射膦甲酸钠或更昔洛韦，每周 1~2 次。
  - 替代方案：先玻璃体内注射抗病毒药物，同时口服抗病毒药物。
    - 静脉注射阿昔洛韦 10mg/kg，每天 3 次，持续 5~14 天。
    - 玻璃体内注射膦甲酸钠或更替洛韦，每周 1~2 次。
    - 口服伐昔洛韦 1g，每天 3 次，或口服阿昔洛韦 400~800mg，每天 5 次。
  - 任一方案的持续时间从感染开始，可长达 14 周。
    - 感染发作。
- 前房感染用局部类固醇和睫状肌麻痹药物治疗。
- 如果累及视神经，考虑在抗病毒治疗 24 小时后口服皮质类固醇（口服泼尼松，每天 60~80mg，持续 1~2 周，然后逐渐减量）。
- 活动性视网膜炎后的激光光凝对孔源性视网膜脱离（RRD）的预防效果尚不清楚。
- PPV 加气体或硅油治疗 RRD。

进行性外层视网膜坏死综合征

Joshua H. Uhr, James P. Dunn

- 坏死性疱疹性视网膜病变通常由 VZV 引起，通常在出现时为双侧或进展为双侧。
- 发生于严重免疫抑制的患者（CD4+淋巴细胞通常< 50cell/mm^3），主要是晚期 HIV 患者。

体征和症状

快速起病、无痛性视力下降、视野缩窄、飞蚊症。

检查

经常并发皮肤带状疱疹(可能在远离眼睛的皮肤或可能暂时远离此区域发作)；多个融合且无明显边界的白色斑片状病灶，视网膜混浊，在周边或黄斑迅速融合(高达 1/3 的黄斑病变病例)；可能有病变的视网膜血管保留；轻微或无眼内炎症或血管炎；出血少见；坏死区视网膜破裂常导致 RD；视网膜萎缩，血管变细(图 3-11)。

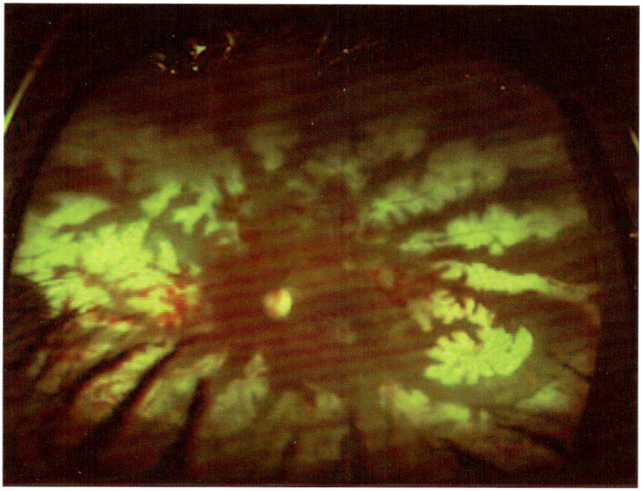

图 3-11　广角眼底照片，显示视网膜后极和周边有混浊区，坏死区域有出血，无明显玻璃体炎。(Reprinted with permission from Bryn M. Burkholder, MD.)

诊断依据

- 通过眼内液的 PCR 识别致病病毒可能有助于指导抗病毒治疗;检查 VZV、HSV-1 和 2、CMV。
- HIV 检测,如果之前没有诊断。

鉴别诊断

ARN(表 3-1)、巨细胞病毒性视网膜炎、真菌性或细菌性眼内炎、梅毒性视网膜炎、结节病、结核病、弓形体病、淋巴瘤、转移性疾病。

治疗

- 由于本病罕见,目前尚不清楚最佳治疗方案,但静脉和玻璃体内联合治疗似乎比单独静脉注射抗病毒药物效果更好。
- 已报道了各种全身和玻璃体内抗病毒药物的组合。

表 3-1　进行性外层视网膜坏死和急性视网膜坏死的特征对比

	PORN	ARN
病因学	通常 VZV	VZV、HSV-1（老年患者)、HSV-2(年轻患者)
病变位置	周边或黄斑	周边部或赤道部附近
患者免疫状态	免疫功能低下	一般正常
存在眼内炎症	无(如果有,最少)	有(玻璃体炎和前房细胞)
疼痛	无	经常
视网膜血管的状况	无受累	闭塞性血管炎

    - ○ 全身抗病毒选择：阿糖腺苷、泛昔洛韦、西多福韦、膦甲酸钠、更昔洛韦或阿昔洛韦。
    - ○ 玻璃体内抗病毒选择更昔洛韦(2mg/0.05mL)和膦甲酸钠(1.2mg/0.05mL)。
- 高活性抗反转录病毒疗法(HAART)治疗可能减缓病情的发展。
- 由于视网膜炎的迅速发展，坏死性视网膜的激光屏障对降低 RD 的风险并无益处。
- 修复 RD 通常需要硅油填塞。
- 与 ARN 相反，视网膜炎可能复发(通常减少剂量，切换或停止抗病毒药物)。

巨细胞病毒性视网膜炎

Christopher M. Aderman

- 巨细胞病毒是一种双链 DNA 疱疹病毒，通常被认为是获得性免疫缺陷综合征(AIDS)的机会性感染，但也可能由其他全身免疫抑制原因引起。当 CD4 计数< 50cell/mm^3 时，患巨细胞病毒性视网膜炎的风险增加。
- 在 HAART 之前，30%的艾滋病患者患有巨细胞病毒性视网膜炎。随着 HAART 的出现，巨细胞病毒性视网膜炎在艾滋病患者中的发病率已显著下降至 0.36 例/(100 人·年)。
- 巨细胞病毒通过血液传播感染视网膜血管内皮，导致全层视网膜感染，可导致严重的视力丧失、RD 和失明。

体征和症状

无痛性视力丧失、闪光感、飞蚊症、盲点；根据视网膜受累的位置和程度，或由于无法产生免疫反应，可能无症状。

检查结果

- 虽然非常早期的 CMV 可能类似于超大的棉絮斑，但大多数早期 CMV 病变是沿血管分布的出血性视网膜炎小病灶。少数情况下，它可能起源于视神经或周边视网膜。
- 3 种类型的视网膜炎
  - 暴发性：沿血管分布、广泛视网膜水肿和坏死，伴血管鞘出血，可呈楔形表现(图 3–12 和图 3–13)。
  - 颗粒状：更多见于周边视网膜，极少出现坏死和出血。
  - 血管周围：弥漫性血管周围渗出物和视网膜血管白线，表现为“霜样树枝样血管炎”。
- 3 个受累区域
  - 1 区：(直接威胁视力)1 个在视盘周围和 2 个在黄斑中心凹周围。
  - 2 区：1 区之前，涡静脉后方。
  - 3 区：2 区外围。

诊断依据

- 眼底照片可用于记录病变进展。FA 通常是不必要的，但会显示血管无灌注和视网膜血管阻塞引起的出血。
- 由于巨细胞病毒末端器官疾病的敏感性和特异性较差，巨细胞病毒血症、血液抗原或血液培养的诊断性检测没有帮助。

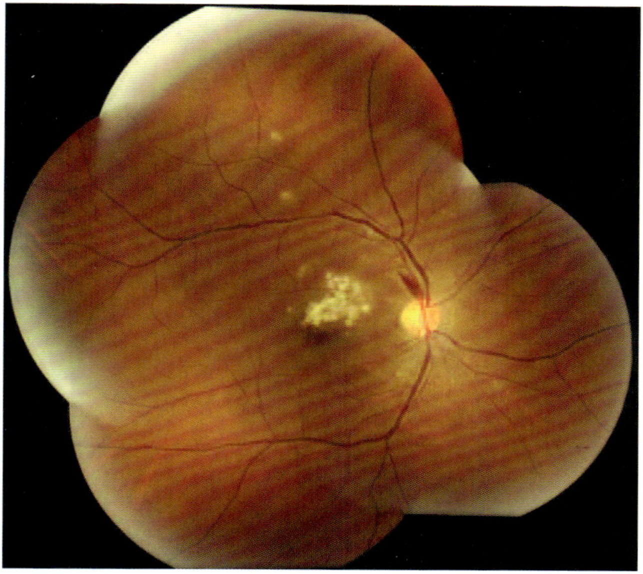

图 3-12　56 岁男性艾滋病患者的巨细胞病毒性视网膜炎（CD4+为 $10cell/mm^3$）眼底照片，该患者正在接受 HAART 治疗，但有艾滋病病毒抗反转录病毒耐药性。

- 在诊断不确定的情况下，可以对房水或玻璃体液进行病毒 PCR 分析。

鉴别诊断

HIV 视网膜病变、ARN、PORN、弓形体病、组织胞浆菌病、梅毒、淋巴瘤。

治疗

- 预防：对艾滋病病毒/艾滋病患者来说，HAART 和定期随访

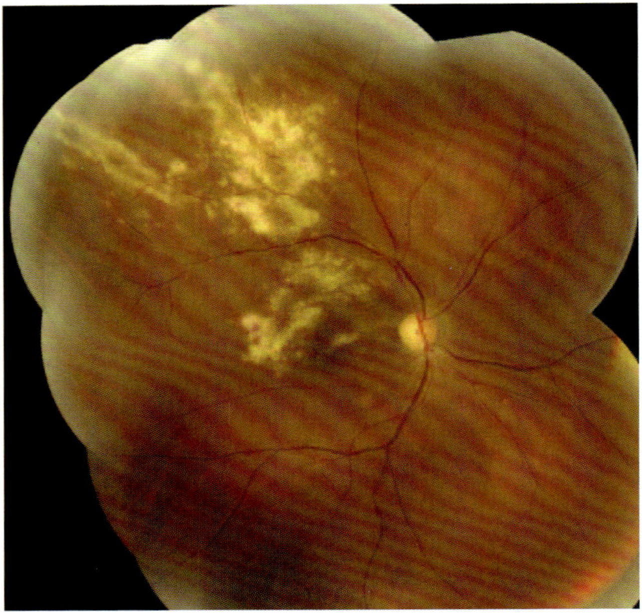

图 3–13　巨细胞病毒性视网膜炎在使用缬更昔洛韦后继续恶化，这与缬更昔洛韦耐药有关。不幸的是，在患淋巴瘤的情况下，由于肝功能差，患者无法改用静脉注射膦甲酸钠。眼底照片显示视网膜炎的进展。

是至关重要的。

- 筛查：CD4 计数< 50cell/mm^3 的患者应至少每 3 个月检查 1 次。
- 全身
  - 口服缬更昔洛韦（首选治疗）——诱导：900mg，每日 2 次，持续 2~3 周；维持：900mg，每日 1 次。
  - 静脉滴注更昔洛韦——诱导：5mg/kg，每日 2 次，持续 2 周；维持：5mg/kg，每日 1 次。

  - 静脉注射膦甲酸钠——诱导:60mg/kg,每 8 小时 1 次,持续 2 周;维持:90mg/kg,每日 1 次。
  - 静脉注射西多福韦——诱导:5mg/kg,每周 1 次,持续 2 周;维持 3mg/kg,每 2 周 1 次。
- 玻璃体内注射(与全身治疗联合使用,用于有严重视力威胁病变的患者):
  - 玻璃体内注射更昔洛韦——诱导:2mg,每周 2 次,持续 3 周;维持:2mg,每周 1 次。
  - 更昔洛韦种植体(不再上市)——诱导:4.5mg 种植体;维持:每 6~8 个月更换 1 次。
  - 玻璃体内注射膦甲酸钠——诱导:2.4mg,每周 2 次,持续 3 周;维持:2.4mg,每周 1 次。
  - 玻璃体内注射西多福韦——诱导:20μg;维持:每 5~6 周重复 1 次。
  - 玻璃体内注射福美韦森——诱导:每 2 周 300μg,连续 4 周;维持:每 4 周 300μg。
- 维持治疗终点为满足以下条件:
  - 视网膜炎是静止的,没有病变进展。
  - 视网膜炎接受抗 CMV 治疗 3 个月。
  - CMV 病毒载量受抑制,CD4 细胞计数增加≥100cell/mm^3 后至少持续 3 个月。
- 治疗巨细胞病毒性视网膜炎不再是活动表现为萎缩性视网膜病变。重新激活通常发生在过去病变的边缘。
- 继发并发症
  - 免疫恢复性葡萄膜炎——随着 HAART 治疗后 CD4 计数增加,免疫系统对 CMV 抗原产生反应时,可能出现前和(或)中间葡萄膜炎。

○ 孔源性视网膜脱离——如果累及超过视网膜的 25%,则更常见。

人类免疫缺陷病毒视网膜病变

Philip P. Storey, James P. Dunn

- 人类免疫缺陷病毒视网膜病变是 HIV 最常见的眼部表现。
- 潜在原因:免疫复合物沉积、病毒直接侵入血管内皮细胞或血浆黏度增加。
- 发病率与 HIV 疾病的程度密切相关,当 CD4+计数<100cell/mL 时,发病率>50%。

体征和症状

通常无症状;视野可显示小暗点;随着疾病的进展,可能会出现色觉和对比敏感性下降;微血管病变可发生于结膜、视网膜和视神经。

检查结果

棉絮斑(图 3-14A):随水肿消失,混浊消退。视网膜出血:点状/斑点和(或)火焰状。微血管病变:微血管瘤、毛细血管扩张。在感染 HIV 的情况下,严重的视网膜炎或脉络膜炎可能表明由播散性疾病引起的机会性感染。

诊断依据

- 通常不需要。
- FA：可能显示微血管异常和非灌注(图 3-14B)。
- CD4+T 细胞计数、HIV 病毒载量：决定疾病的严重程度和免疫抑制水平。

鉴别诊断

巨细胞病毒性视网膜炎、高血压性视网膜病变、糖尿病性视网膜病变、坏死性疱疹性视网膜炎、梅毒性视网膜炎、真菌性眼内炎、白血病性视网膜病变、胰腺炎、Purtscher 样视网膜病变、药物所致的视网膜病变(如干扰素)。

治疗

- 通过联合抗反转录病毒治疗(HAART)实现免疫恢复。
- 管理其他血管病变风险因素(如吸烟、高血压、糖尿病、高脂血症)。

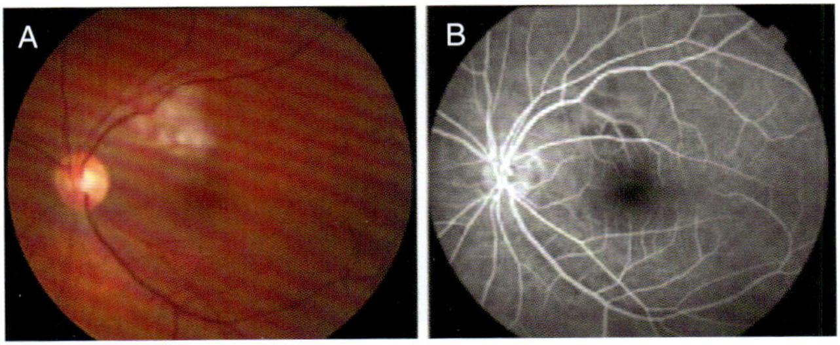

图 3-14　HIV 视网膜病变。(A)彩色眼底照片显示较大的棉絮斑。(B) FA 显示相应的毛细血管无灌注和血管染色。(Reprinted with permission from David C. Reed, MD.)

- 治疗潜在感染或恶性肿瘤。

眼弓蛔虫病

Daniel Su, Maxwell S. Stem

- 最常见的眼内感染由一种名为犬弓蛔虫(或较少常见的弓蛔虫)的蛔虫科节状线虫引起,这是一种幼犬(最终宿主)、兔子和啮齿动物的自然寄生虫。
- 人类通过摄入在土壤、被污染的手和(或)未煮熟的肉中发现的卵或幼虫而被感染,并通过血行播散从小肠传播致内脏和眼睛。
- 据估计,在美国所有转诊到三级护理中心的所有年龄段的葡萄膜炎病例中约占 1%。
- 系统性犬弓蛔虫感染常常涉及称为内脏幼虫移行症(VLM)的一系列自限性特征,如发热、面色苍白、厌食、不适、喘息、咳嗽和中度嗜酸性粒细胞增多。然而,更严重的并发症已有报道(肺炎、充血性心力衰竭和惊厥)。

体征和症状

通常为单侧视力减退、疼痛、畏光、飞蚊症、白瞳症、斜视。

检查结果

前房细胞(73%)、玻璃体炎(100%)、视网膜肉芽肿是一种常见的眼部发现,大约 50%的病例位于周边视网膜,通常视网膜皱褶从周围肉芽肿延伸至后极(后极视网膜或视盘),

引起牵拉的视网膜皱褶，可导致 RD 和（或）黄斑牵引（图 3-15）。

诊断依据

- B 超可能会发现肉芽肿。
- 组织学显示的幼虫是明确的诊断，但这很少进行。
- 血清及眼内液检测犬弓蛔虫抗体或通过酶联免疫吸附试验（ELISA）是一个有价值的测试，有相对较高的敏感性。
- 细胞学检测（即嗜酸性粒细胞的识别）可能有助于识别眼内弓蛔虫感染。
- OCT：后极肉芽肿 OCT 通常显示位于 RPE 上方的高反射肿块。
- 注意：由于人类不会排出寄生虫，因此不需要评估粪便中的虫卵和寄生虫。

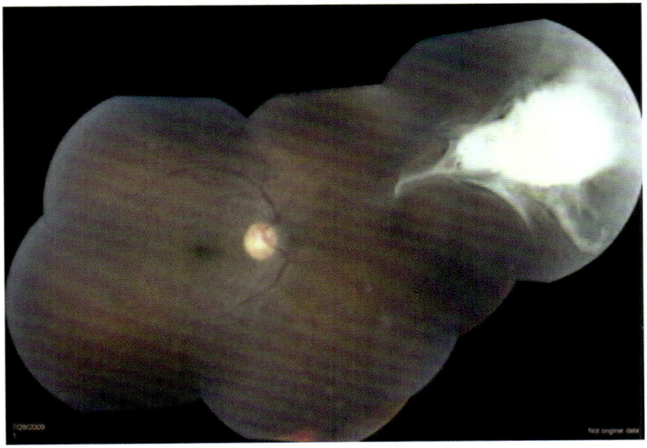

图 3-15 眼底照片显示伴有视网膜牵引的周边肉芽肿，没有涉及黄斑。

鉴别诊断

视网膜母细胞瘤、早产儿视网膜病变、Coats 病、不典型的永存胚胎血管、常见的渗出性玻璃体视网膜病变、弓形体病、结核性视网膜脉络膜病变、梅毒、结节病。

治疗

- 可观察到无活动性感染的静止性疾病。
- 如果存在活动性炎症：
  - 局部睫状肌麻痹和局部和(或)全身类固醇治疗。
  - 抗蠕虫疗法：其作用存在争议，但与类固醇联合使用时，已报道了良好的效果。
  - 口服阿苯达唑是最常用的(成人每天 2 次，800mg，儿童每天 2 次，400mg)，通常疗程为 1 个月。
  - 如果 1 个视网膜下的幼虫是可见的，可用激光治疗。
  - 在罕见的脉络膜新生血管发生的情况下，可考虑采用玻璃体内抗 VEGF 治疗。
- 玻璃体混浊、视网膜脱离、白内障或青光眼需要手术干预。

弥漫性单侧亚急性神经视网膜病变

Nikolas J. S. London

- 病因学：原发性贝氏蛔虫、犬弓蛔虫、犬钩虫或恶丝虫对视网膜下的侵害。
- 可能是粪-口或粪-皮肤传播。

- 最常见的是单侧，在儿童和年轻人中更常见。
- 早期和晚期阶段：开始时为白黄色病灶，视神经盘水肿；晚期病例会出现视神经萎缩、视网膜血管变窄和视力丧失。

体征和症状

无全身症状；患者可能无眼部症状；中心或旁中心暗点，轻度视力下降，传入性瞳孔障碍(RAPD 阳性)。

检查结果

- 早期：外层视网膜和脉络膜反复出现的多灶性白黄色消退性病变，直径<1PD，伴有轻中度玻璃体炎、视盘水肿和充血。用裂隙灯显微镜仔细观察，可看到线虫(图 3-16C)。病变通常在几天到几周内消失。
- 晚期：弥漫性 RPE 萎缩伴视神经萎缩(图 3-16A)，视网膜血管变窄，玻璃体炎，视力丧失，明显的 APD。

诊断依据

- FA：视网膜炎部位早期弱荧光和晚期染色。视盘水肿和血管炎所致渗漏(图 3-16B)。
- OCT：RPE 层和视网膜外层结构丢失；晚期病例视网膜下纤维化表现为视网膜下高反射物质(图 3-16D)。
- 扫描激光检眼镜用蓝色照明可能有助于定位线虫(在深色背景上出现白色)。
- 视野检查可能显示中心或旁中心暗点。
- 实验室检查价值最低，通常不进行。

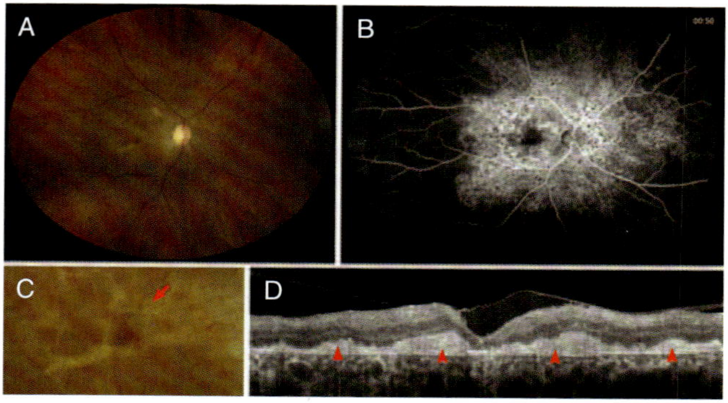

图 3-16 弥漫性单侧亚急性神经视网膜炎。(A)广角眼底照片显示融合的视网膜色素上皮改变和黄斑视网膜下纤维化。(B)广角 FA 表现为广泛的强荧光,斑点状弱荧光与色素改变相对应。(C)黄斑的特写图显示视网膜下线虫(箭头)。(D)OCT 显示弥漫性 RPE 萎缩和视网膜外层结构紊乱，伴有与视网膜下纤维化相对应的高反射团块（三角箭头）。(Reprinted with permission from J. Michael Jumper, MD.)

鉴别诊断

眼弓形体病、疱疹性视网膜炎、急性后极部多灶性鳞状色素上皮病变(APMPPE)、眼组织胞浆菌病、结节病、梅毒、MEWDS。

治疗

- 如果在检查中看到线虫,可用视网膜激光将其杀死。
- 口服抗线虫药物是有争议的,但可能是在线虫不容易看到的情况下,这可能是唯一的选择。选择包括:阿苯达唑 200mg,每天 2 次,持续 30 天;伊维菌素 0.15~0.20mg/kg,每天 1 次;噻苯达唑 25mg/kg,每天 1 次,分 2 次服用,持续 2~

4 天。

Eales 病

Sasha Hubschman, Jayanth Sridhar

- 好发于静脉的特发性视网膜血管炎。
- 通常发生于 20~30 岁的男性(尤其是来自印度次大陆)。
- 通常为双侧,但不对称,因为对侧眼可能在 3~10 年后受到影响。
- 病因不明的排除诊断,可能与结核分枝杆菌(TB)有关。

体征和症状

早期疾病可能由于外周位置而无症状;晚期疾病可能有玻璃体积血(VH)引起的轻至重度无痛性视力丧失。

检查结果

炎症(视网膜静脉周围炎):随着活动性血管炎的消退,静脉鞘可见于所有象限(图 3-17A、图 3-18A、图 3-18B 和图 3-18C);闭塞,为非灌注引起的缺血性改变;周边视网膜新生血管形成;常导致复发性VH(疾病的标志)和可能的牵引性视网膜脱离(TRD)。

诊断依据

- 实验室:全血细胞计数、尿液分析、红细胞沉降率、结核菌素皮肤试验;视网膜血管炎的其他检查(抗磷脂抗体、类风湿因子、抗环瓜氨酸肽抗体、抗中性粒细胞胞浆抗体)、RPR/VDRL、FTA-ABS、HIV。

- 影像学检查
  - 胸片:排除结节病、结核、系统性血管炎。
  - FA:评估非灌注、新生血管(图 3-17B、图 3-18D、图 3-18E 和图 3-18F)。
  - B 超:是否存在 VH 以评估 TRD。

鉴别诊断

视网膜分支静脉阻塞,增生型糖尿病性视网膜病变,伴周围视网膜非灌注的疾病[Coats 病、家族性渗出性玻璃体视网膜病变(FEVR)、镰状细胞病]。结核、梅毒、结节病、坏死性视网膜炎(更常累及动脉)。特发性视网膜血管炎。

治疗

- 观察是否仅在检查和随访中看到静脉鞘,并且每 6 个月进行检查和 FA 随访。

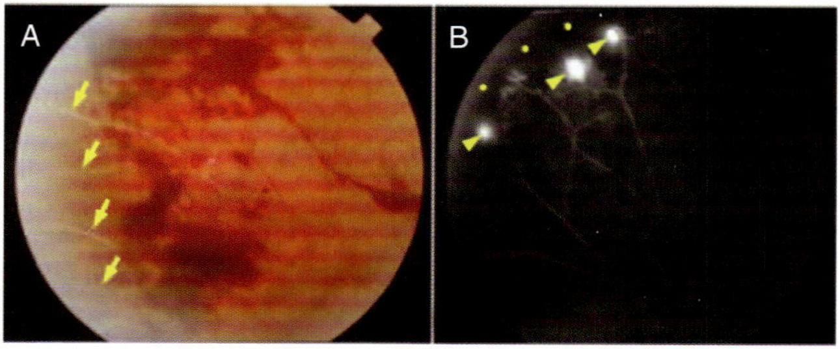

图 3-17 (A)Eales 病中周围小静脉闭塞(箭头)伴有视网膜前出血,(B)FA 证实无灌注(星号)和渗漏(三角箭头)。(Reprinted with permission from Audina M. Berrocal, MD.)

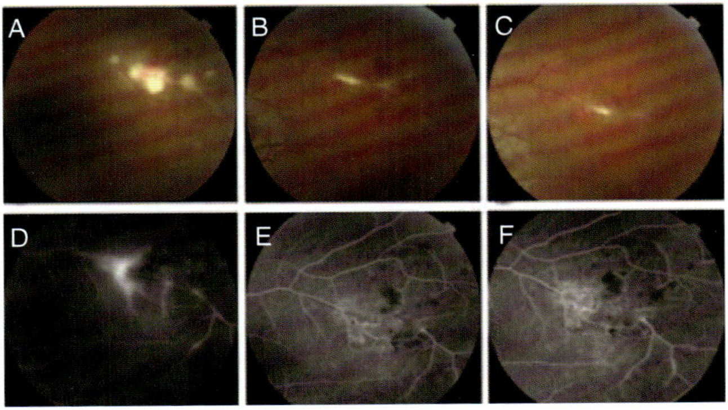

图 3–18　活动性 Eales 病(A,D),在全身皮质类固醇治疗 1 个月后炎症和出血改善(B,E),缓慢减量治疗 3 个月后缓解(C,F)。(Reprinted with permission from John D. Pitcher Ⅲ, MD.)

- 如果有黄斑囊样水肿,则进行眼球筋膜或玻璃体内皮质类固醇注射(用于单侧疾病)。
- 全身皮质类固醇注射(用于双侧和严重疾病):口服泼尼松 1mg/kg,每天 1 次,持续 1 个月,之后逐渐减量(图 3–18)。
- 甲氨蝶呤是一种常见的类固醇联合治疗方案。
- 激光光凝:用于继发性新生血管形成,但是在炎症活动期禁用。
- 抗 VEGF 注射:贝伐珠单抗的病例报道显示了一些疗效。
- 玻璃体切割术:如果 VH 影响了中心视力或 TRD。

参考文献

1. Endophthalmitis Vitrectomy Study Group. Results of the Endophthalmitis Vitrectomy Study. A randomized trial of immediate vitrectomy and of intravenous antibiotics for the treatment of postoperative bacterial endophthalmitis. *Arch Ophthalmol*. 1995;113(12):1479-1496. doi:10.1001/archopht.1995.01100120009001

第 4 章

非感染性炎性疾病

多灶性脉络膜炎

Rebecca R. Soares, Sonia Mehta

- 多灶性脉络膜炎的特征是多灶性脉络膜视网膜炎性病变，遗留色素性纤维化瘢痕；通常为双侧，不伴任何全身性疾病。
- 常见于近视的年轻(约 30 岁)女性。
- 病理通常为慢性，并伴有复发性炎症。
- 大多数患者视力保持(65%~75%保持≥20/40 或者更好)。
- 最常见的视力下降的原因是脉络膜新生血管(CNV)。其他原因包括黄斑水肿、中心凹瘢痕和视网膜前膜(ERM)。

体征和症状

飞蚊症、视力模糊、暗点、视物变形、畏光。

检查结果

圆形或椭圆形黄白色病灶，轻度隆起，常大于 250μm，多分布于中周部或周边部，可遗留大小不等的“穿凿样”脉络膜视网膜萎缩性瘢痕，伴色素沉着（图 4-1A、图 4-1B 和图 4-2A）。Schlaegel 线：脉络膜视网膜炎的周围曲线条纹。多灶性脉络膜炎伴全葡萄膜炎（MFCPU）的玻璃体炎和前房炎症。其他表现：视盘周围萎缩、视盘水肿、黄斑水肿、视网膜脱离、CNV、ERM。

诊断依据

- 多灶性脉络膜炎无诊断性实验室检查结果。可进行检测以排除感染性或非感染性原因。结核：QuantiFERON-TB Gold 或纯化蛋白衍生物。梅毒：快速血浆反应（RPR）和荧光素密螺旋体抗体吸收（FTA-ABS）。结节病：胸片和血管紧张素转换酶（ACE）。组织胞浆菌病：尿阴离子间隙和（或）血清抗体。
- 荧光素血管造影（FA）：病灶早期弱荧光，随后出现晚期染色；如果 CNV 存在，则早期强荧光伴晚期渗漏（图 4-1C 和图 4-1D）。
- 吲哚菁绿（ICG）血管造影（ICGA）：病灶早期和晚期弱荧光。
- 眼底自发荧光：活动性病变——轻度自发荧光，非活动性病变——RPE 瘢痕或萎缩区域低自发荧光（图 4-2B）。
- 光学相干断层扫描（OCT）：活动性病变——RPE 升高，伴 RPE 下均质浸润，视网膜外层改变；CNV——不均匀的视网膜下/RPE 下高反射、视网膜下积液、视网膜内水肿；CEM 的存在是疾病活动性的一个指标；增强深度成像——RPE

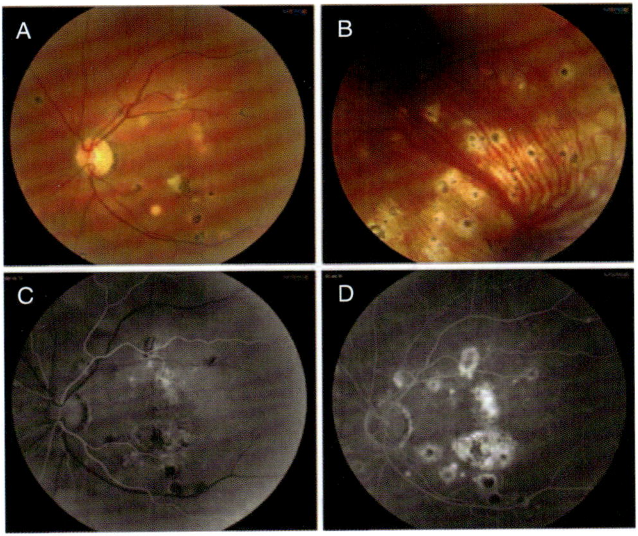

图 4-1　1 例多灶性脉络膜炎患者的眼底照片显示多个黄白色脉络膜视网膜病变，其中一些在(A)后极和(B)周边有色素性瘢痕。FA 显示(C)早期弱荧光，随后是(D)强荧光染色。

升高区域的脉络膜增厚(图 4-2C)。

鉴别诊断

眼组织胞浆菌病(POHS)、点状内层脉络膜病(PIC)、多发性一过性白点综合征 (MEWDS)、鸟枪弹样脉络膜视网膜病变、急性后极部多灶性鳞状色素上皮病变(APMPPE)、结节病、结核病(TB)、梅毒、弓形体病、念珠菌病、淋巴瘤。

治疗

- 对于中心凹周围活动性炎症、黄斑水肿或 CNV，推荐治疗

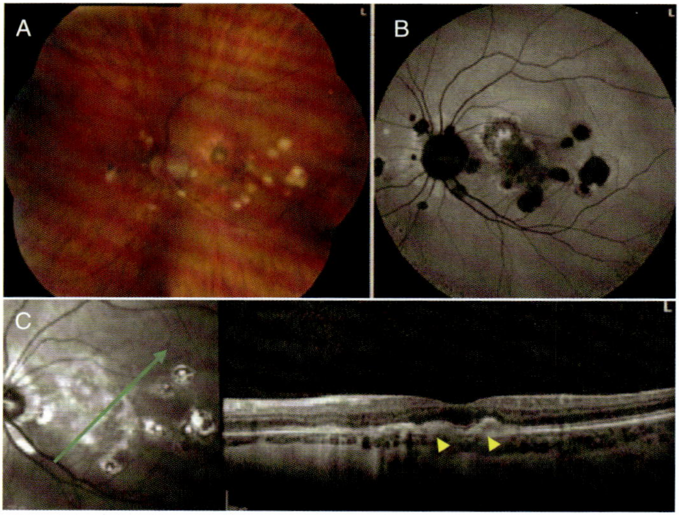

图 4-2 (A)彩色眼底照片和相应的(B)眼底自发荧光显示,RPE 活动区强自发荧光,以及非活动病变或萎缩区域弱自发荧光。(C)活动期病变的 OCT 显示 RPE 升高,伴均质的 RPE 下浸润(三角箭头)和外层视网膜改变。

干预。

- 眼周或全身类固醇通常是活动性炎症的一线治疗药物。
- 免疫抑制治疗适用于严重或慢性复发病例,可降低后极并发症(黄斑囊样水肿、ERM 和 CNV)的风险为 83%。
- 玻璃体内抗血管内皮生长因子(VEGF)或类固醇注射治疗黄斑水肿和(或)CNV。

后巩膜炎

Matthew Trese, Thomas J. Wubben

- 后巩膜炎是一种少见的炎症性眼病，由于其临床表现具有显著差异性，很可能被认识不足。潜在的病因通常是特发性的，但在大约一半的病例中与自身免疫性和感染性疾病密切相关。
- 女性居多，主要为单侧，并可能与前巩膜炎有关。

体征和症状

眼周疼痛、视力模糊、头痛、畏光。

检查结果

眼前段可能表现正常（除非伴有前巩膜炎）、眼球突出或脉络膜上腔积液继发的闭角型青光眼；眼后段可有视网膜和（或）脉络膜皱褶、浆液性视网膜脱离、黄斑水肿、视盘水肿和结节性后巩膜炎引起的视网膜下肿块。

诊断依据

- 实验室评估是为了排除相关的自身免疫性和感染性疾病：全血细胞计数（CBC）、类风湿因子、抗 CCP、抗核抗体、抗中性粒细胞胞浆抗体、ACE、溶菌酶、RPR/FTA、QuantiFERON–TB Gold。
- 影像学检查结果可能包括以下内容：

- B 超：后巩膜增厚（>2mm 为异常）和（或）显示 Tenon 下间隙积液的“T 征”（图 4-3）。
- CT 或 MRI：眼球壁增厚，在眼球水平的冠状切面上描述为经典的“环形征”。

鉴别诊断

眼眶炎症综合征（OIS）、特发性葡萄膜渗漏综合征、球周肿块、中心性浆液性视网膜病变、葡萄膜淋巴瘤。

治疗

- 后巩膜炎会严重威胁视力，与前巩膜炎相比通常需要更积极的治疗。
- 如果可以确定全身性疾病，则针对感染或炎症过程的靶向治疗是必要的。

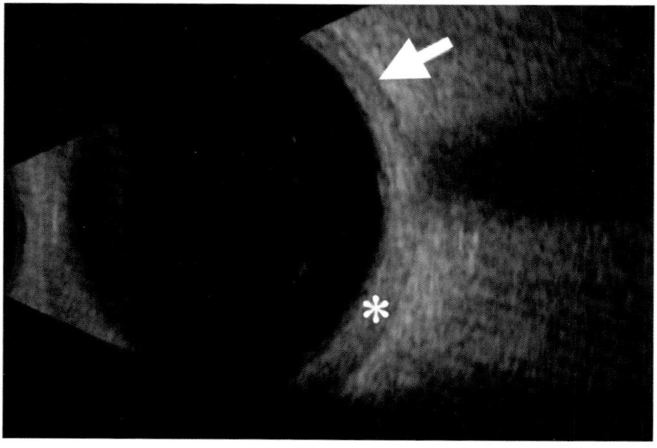

图 4-3　B 超显示巩膜增厚（星号）和 Tenon 下间隙积液（箭头，“T 征”）。

- 一线治疗：口服非甾体抗炎药普遍不足；通常需要泼尼松(1mg/kg，每天 1 次，或 60mg，每天 1 次)，根据临床反应逐渐减量。
- 二线治疗：免疫调节治疗，如抗代谢药物、烷化剂或 T 细胞抑制剂。
- 三线治疗：若全身应用类固醇和常规免疫调节治疗反应不佳，可采用靶向肿瘤坏死因子 α(TNF-α)和分化因子-20 簇(CD-20)的生物制剂。

多发性一过性白点综合征

Paul S. Baker

- 急性单侧炎症性疾病，其特征为外层视网膜和视网膜色素上皮中多个小白点(图 4-4A)。
- 病因不明，但已有说法提出病毒起源和遗传易感性。
- 女性占多数(约 75%)，通常影响年轻人。

体征和症状

轻至中度急性视力丧失，通常为单侧；中心或颞侧暗点、闪光感；可有前期感染，类似于病毒性流感样前驱症状。

检查结果

后极部及中周部边界不清的白点灶，中心凹通常呈颗粒状外观；轻度玻璃体细胞、视网膜静脉鞘、视盘水肿。

诊断依据

- 多发性一过性白点综合征(MEWDS)是一种临床诊断;没有诊断性的实验室检查。
- 眼底自发荧光:病变表现为特征性的强自发荧光,其数量可能比临床表现更多(图 4-4B)。
- FA:早期强荧光斑点呈环状,伴有晚期染色。通常存在视盘强荧光和血管渗漏(图 4-4C 和图 4-4D)。

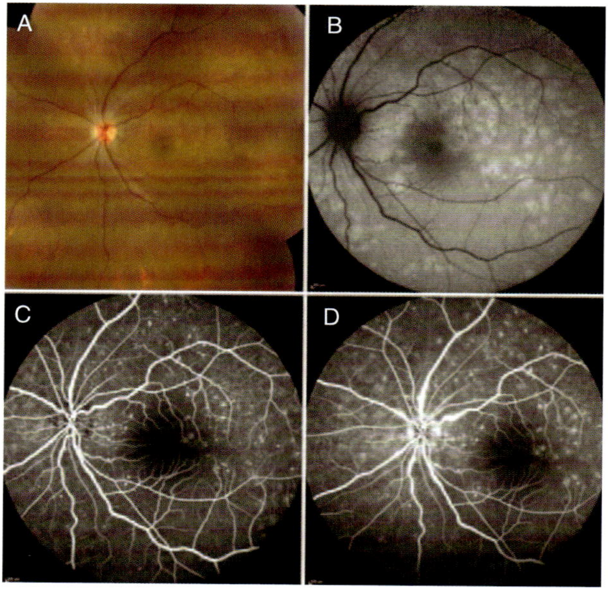

图 4-4 MEWDS。(A)彩色眼底照片显示有多个小白点。(B)眼底自发荧光显示多个强自发荧光圆形灶，比临床检查中可见的更广泛和更多。FA 显示(C)早期环状强荧光和(D)晚期染色。注意视盘强荧光和沿视盘周围血管的渗漏。(Reprinted with permission from Elaine Gonzales.)

- ICG：显示多个小圆形弱荧光点数量大于 FFA 上的数量。
- OCT：椭圆体带缺损。
- 视网膜电图（ERG）：a 波和 b 波（ERP）振幅均降低。
- 视野检测：生理盲点扩大。

鉴别诊断

急性特发性盲点扩大（AIBSE）综合征、急性黄斑神经视网膜病变（AMN）、急性后极部多灶性鳞状色素上皮病变（APMPPE）、急性视网膜色素上皮炎、MFCP、PIC、急性区域性隐匿性外层视网膜病变（AZOOR）、鸟枪弹样脉络膜视网膜病变、原发性眼内淋巴瘤。

治疗

观察，通常为自限性，时间一般为 1~2 个月，视力恢复良好。

急性后极部多灶性鳞状色素上皮病变

David Xu, Sonia Mehta

- 罕见的特发性双侧炎症，通常发生于 20~40 岁的年轻患者，性别倾向相同。
- 1/3 的人有类似流感的前驱症状。
- 罕见的伴有中枢神经系统（CNS）血管炎或脑膜脑炎。

体征和症状

急性起病的视力模糊、视物变形和中心暗点，双侧或顺序起病；先兆流感样综合征或上呼吸道疾病；头痛、听力丧失、脑卒中和其他神经系统症状。

检查结果

- 急性：轻度玻璃体炎；后极部视网膜色素上皮水平的多灶性黄白色鳞状病变（图 4-5）。
- 慢性：病变通常在 1~2 周后消退，可能出现新的病变；RPE 萎缩及色素增生。

诊断依据

- FA：病灶早期弱荧光，晚期染色（图 4-6A 和图 4-6B）。
- ICG 血管造影：早期和晚期的弱荧光；ICG 上的病灶比临床表现更多（图 4-6A 和图 4-6B）。

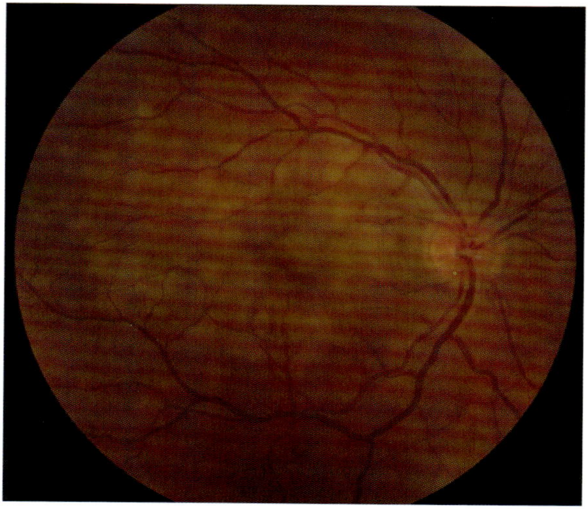

图 4-5　急性 APMPPE 右眼眼底照片显示多灶性黄白色鳞状病变。

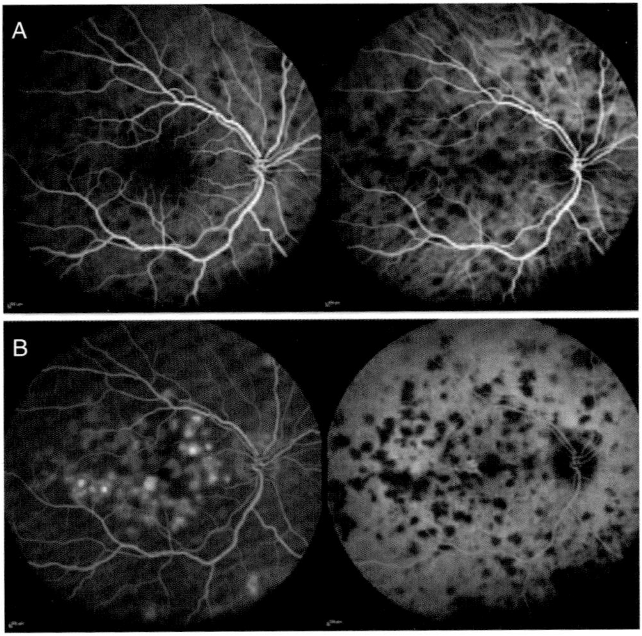

图 4–6 (A)早期同时进行 FFA(左)和 ICGA(右)检查,显示弱荧光。(B)晚期同时在 FFA 和 ICGA 上出现的染色和弱荧光。

- 眼底自发荧光:急性期弱自发荧光,病变后期伴强自发荧光。
- OCT:出现感受器破坏伴外层视网膜高反射,有时可伴视网膜下积液(图 4–7)。
- OCT–A:多灶性脉络膜毛细血管层血流缺失。

鉴别诊断

MEWDS、匍行性脉络膜病变、点状内层脉络膜病变、多灶

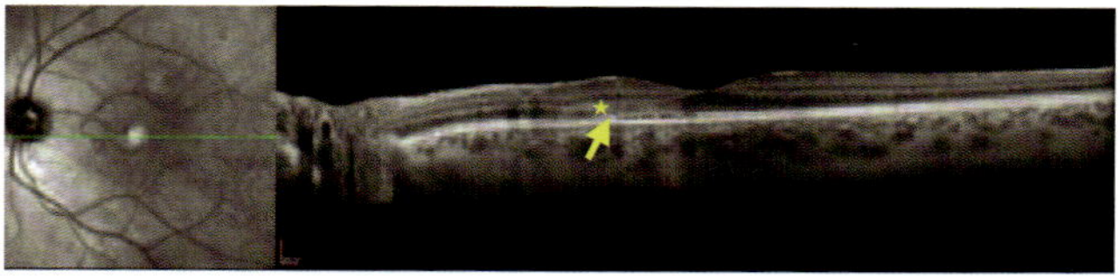

图 4-7 另一名患者左眼的 OCT，其椭圆体带破裂（箭头），且外核层具有高反射性（星号）。

性脉络膜炎、福格特-小柳-原田综合征、梅毒性脉络膜视网膜炎、结核病、真菌病、脉络膜转移瘤、淋巴瘤。

治疗

- 通常呈自限性，观察是否缓解。
- 如果患者有神经系统症状，应该做脑部 MRI、磁共振造影或 CT 造影，检查中枢神经系统是否受累。
- 中枢神经系统血管炎应静脉给予高剂量皮质类固醇治疗。
  - 可考虑长期免疫抑制剂治疗，如硫唑嘌呤、环磷酰胺或其他保留类固醇的免疫调节剂。

匍行性脉络膜病变

Alok S. Bansal

- 罕见、双侧、不对称性后葡萄膜炎，其特征性表现为病灶从视盘向外蔓延；复发很常见。
- 男性更常见；通常影响 30~70 岁的患者。

体征和症状

无痛性视力丧失，伴中心或旁中心暗点，视物变形。

检查结果

RPE 水平的视网膜下灰色或黄色病灶，通常从视盘周围放射状分布（图 4-8A）；病灶边缘呈活动性并向周围逐渐进展，表现为匍行性，可能伴视网膜下积液；已消退的病变显示脉络膜视网膜萎缩；CNV 可在旧瘢痕边缘形成；轻微前房反应和（或）玻璃体炎。

其他亚型

- 黄斑蛇形病变：初始黄斑病变保留视盘周围区域，具有

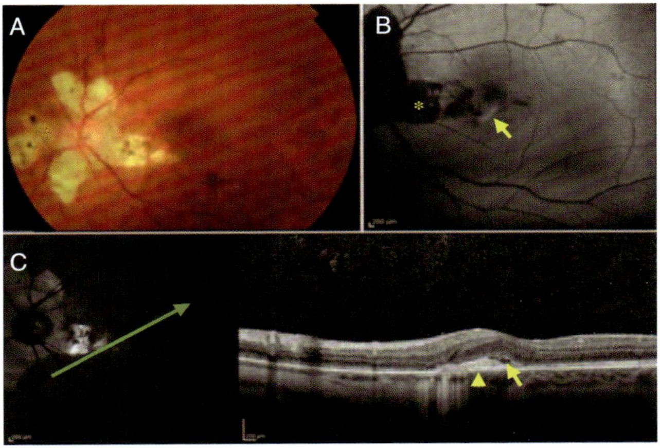

图 4-8　匍行性脉络膜病变。（A）彩色眼底照片显示从视盘放射的脉络膜视网膜萎缩的伪足外观。（B）眼底自发荧光显示具有强自发荧光的活动区域（箭头）和更老的、不活跃的弱自发荧光区域（星号）。（C）OCT 显示与活跃的高反射性视网膜下病变（箭头）相邻的视网膜下积液（黄色箭头）。

CNV 的高风险。

- Ampiginous 脉络膜炎/顽固性鳞状脉络膜视网膜炎：与 APMPPE 相似的多灶性斑块样病变，但不能自发消退。

诊断依据

- FA：早期荧光遮蔽，晚期为边缘染色。
- 眼底自发荧光：非活跃区弱自发荧光，疾病活动区强自发荧光边界（图 4-8B）。
- OCT：可能显示视网膜下积液或 RPE 丢失（图 4-8C）。
- 实验室检查：结核菌素皮肤试验或 QuantiFERON-TB Gold。

鉴别诊断

APMPPE、多灶性脉络膜炎、弓形体病、与结核感染相关的匍行性结核性脉络膜炎、其他白点综合征或后葡萄膜炎（结节病、梅毒）的病因。

治疗

联合皮质类固醇[全身、眼周和（或）玻璃体内]和免疫抑制剂如甲氨蝶呤、环孢素或硫唑嘌呤的治疗。由于复发率高，有些患者可能需要长期治疗。

鸟枪弹样脉络膜视网膜病变

Connie M. Wu，James P Dunn

- 鸟枪弹样脉络膜视网膜病变是不明原因的自身免疫性视

网膜病变，尽管 HLA-A29 基因相关性强。

- 少见病变（占所有葡萄膜炎的 0.5%~1.5%）。
- 30~70 岁的老年人；女性多于男性；在白种人中更常见。
- 双侧，可能不对称；起病隐匿伴慢性病程；复发很常见。

体征和症状

飞蚊症、视力下降、轻微不适、轻度眼部炎症、色觉异常、夜盲；黄斑水肿、黄斑萎缩、视盘萎缩或 CNV 可影响视力。

检查结果

通常为轻度前葡萄膜炎，轻到中度中间葡萄膜炎；玻璃体炎，视网膜下，位于脉络膜的病变为 50~1500μm，呈卵圆形，黄色、灰白色，沿大的脉络膜血管分布；病变不会随着时间的推移而色素沉着（图 4-9）。

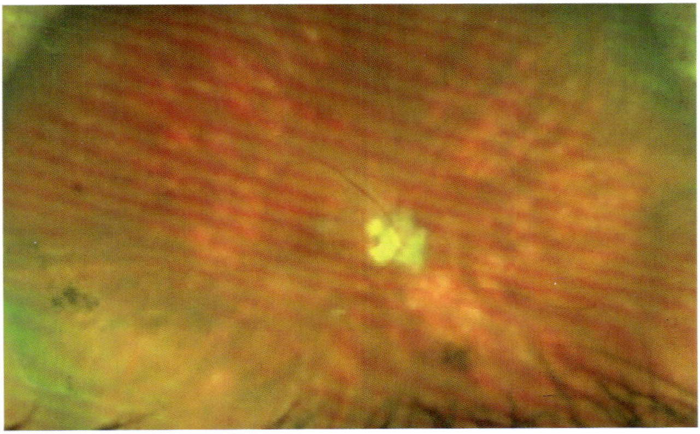

图 4-9　右眼广角眼底图像，具有典型的晚期鸟枪弹样脉络膜视网膜病变，包括玻璃体炎，伴有卵圆形淡黄色、灰白色视网膜下病变，50~1500μm，沿大的脉络膜血管呈放射状分布。

- 急性表现：血管炎、黄斑囊样水肿、视神经炎症。
- 晚期表现：视盘萎缩、ERM、CNV。

诊断依据

- 超过 96%的病例 HLA-A29 检测阳性(阴性预测值高，但阳性预测值有限，除非检查结果与鸟枪弹样脉络膜视网膜病变一致)。
- FA：表现不同；可能显示视网膜血管炎、黄斑渗漏和血管染色(图 4-10)。
- ICGA：较好地显示脉络膜浸润对应的弱荧光病灶。
- OCT：黄斑水肿、椭圆体带破裂、中心凹变薄、进行性脉络膜变薄，尽管临床上无症状。
- OCT-A：可能显示对应 ICGA 异常的毛细血管扩张。
- 眼底自发荧光：RPE 萎缩区域的强自发荧光病灶，不一定

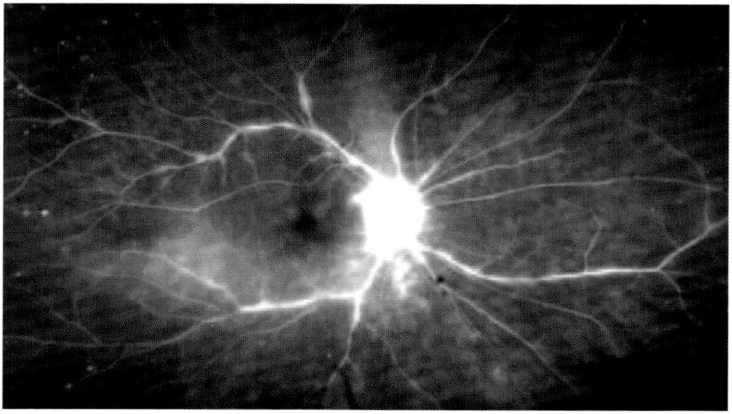

图 4-10 右眼广角荧光素血管造影显示视盘强荧光、伴血管染色的血管炎和点状周边血管。

与临床上的明显病灶相匹配,可能与黄斑片状弱自发荧光相匹配。

- 周边视野缩窄,中心和旁中心暗点。
- 视网膜电图:不常用,但可在活动性疾病中显示 b 波振幅降低,潜伏期延长。

鉴别诊断

多灶性脉络膜炎、淋巴瘤、APMPPE。

治疗

- 小部分患者可能不会进展,可进行监测,但大多数需要皮质类固醇(局部或缓释植入物)或免疫调节疗法进行慢性免疫抑制。
- 免疫抑制治疗 (考虑大多数患者单用类固醇无法解决问题,建议早期补充)。
    - 抗代谢药物(如硫唑嘌呤、甲氨蝶呤、霉酚酸酯)。
    - 钙调磷酸酶抑制剂(如他克莫司、环孢素)。
    - TNF 拮抗剂(如阿达木单抗、英夫利昔单抗)。
- 黄斑水肿
    - 玻璃体内注射优于眼周皮质类固醇注射。
    - 玻璃体内注射抗血管内皮生长因子(如阿柏西普、贝伐珠单抗、雷珠单抗)。

眼结节病

Adam T. Gerstenblith

- 眼结节病为不明原因的多系统肉芽肿性疾病。
- 以肺部受累最为常见;15%~50%的全身性结节病患者眼部受累;在美国,非裔美国人的发病率是白人的10~20倍。

体征和症状

视力模糊、眼周疼痛、畏光、飞蚊症。

检查结果

急性或慢性肉芽肿性前葡萄膜炎是最常见的表现:羊脂状KP;Koeppe(瞳孔边缘)和Busacca(中周边)虹膜结节;进展期可能出现部分虹膜后粘连和继发性眼压升高。

后段受累(14%~20%的眼结节病患者):玻璃体雪球样混浊;视网膜、脉络膜和视神经的肉芽肿(图4-11A和图4-11B);以线状或节段性静脉周围炎出现的血管周围鞘;如"蜡滴样改变"小静脉不规则结节性肉芽肿(图4-12);视网膜血管阻塞可导致血管新生和玻璃体积血;黄斑囊样水肿较为常见。

诊断依据

- 胸部CT或X线:对结节病常见的胸腔内改变非常敏感。
- 实验室检查:ACE和溶菌酶检测价值低。

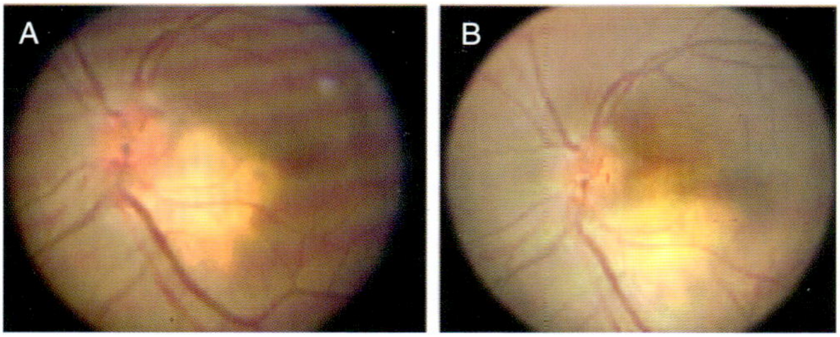

图 4–11　(A)结节病引起的脉络膜和视盘肉芽肿的彩色眼底照片。(B)类固醇治疗 2 个月后,肉芽肿和视盘水肿正在消退。

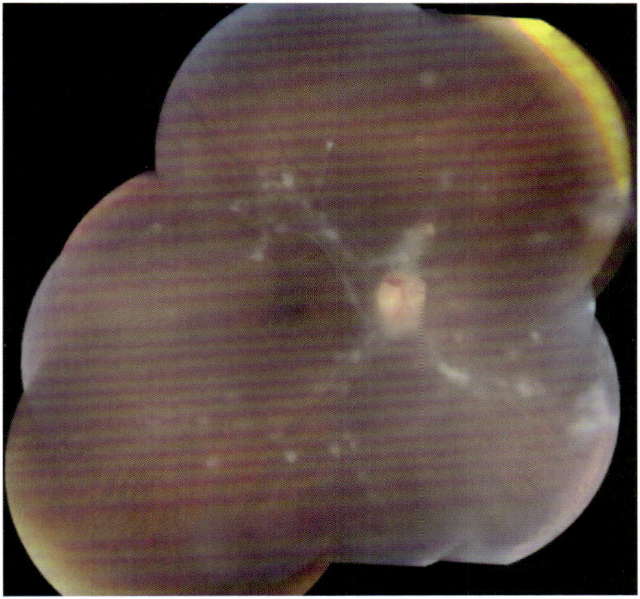

图 4–12　眼结节病。静脉周围鞘的彩色眼底照片和不规则结节性肉芽肿（“蜡滴样改变”）。(Reprinted with permission from hristopher Brady, MD.)

- 金标准是对受累组织进行活检,并通过组织病理学证实非干酪样肉芽肿形成。
- 由于异质性表现,应进行全面的感染和炎症检查,以排除类似结节病的疾病。

鉴别诊断

感染性疾病:梅毒、结核、莱姆病。炎症:HLA-B27 相关葡萄膜炎、系统性红斑狼疮、交感性眼炎(SO)、福格特-小柳-原田综合征、白塞葡萄膜炎、结节性多动脉炎、肉芽肿伴多血管炎。

治疗

- 皮质类固醇是主要的治疗方法(局部、眼周、玻璃体内和全身)。
- 全身免疫调节剂是有帮助的,包括甲氨蝶呤、硫唑嘌呤、霉酚酸酯、环孢素或 TNF-α 抑制剂。

白塞葡萄膜炎

Paul S. Baker

- 系统性血管炎伴口腔溃疡(最常见,98%)、生殖器溃疡和葡萄膜炎的经典三联征。最常见的是 25~35 岁的年轻人。
- 眼部受累通常为双侧 (80%~90%), 并有复发和缓解的过程。
- 中东和远东地区发病率最高,特别是日本和土耳其。在美国很少见(0.2%~0.4%的葡萄膜炎病例)。

体征和症状

视力下降、疼痛、红眼、畏光。

检查结果

- 前部：葡萄膜炎的范围从非肉芽肿性前葡萄膜炎（伴或不伴前房积脓）到全葡萄膜炎；结膜炎、巩膜炎、角膜炎均有报道。
- 后部：视网膜动脉和静脉血管炎（最常见）、血管鞘、黄白色视网膜浸润灶、视网膜出血、静脉迂曲扩张、毛细血管无灌注、继发性新生血管形成、视网膜脱离、玻璃体炎、视盘水肿（图 4-13）。
- 疾病晚期可致盲、疼痛，伴新生血管性青光眼。
- 全身性特征：口腔溃疡、疼痛性或无痛性生殖器溃疡、皮肤病（结节性红斑、浅表血栓性静脉炎、脓皮病、类似寻常痤疮的皮疹）。
- 关节炎（不对称、不变形、大关节多关节炎）、血管疾病（移行性浅表血栓性静脉炎、血栓形成、动脉瘤）。
- 血管炎（如脑膜脑炎）引起的中枢神经系统疾病死亡率最高；可观察到脑神经麻痹。

诊断依据

- 诊断基于临床标准，没有确认的实验室检查标准。
- 国际研究组：复发性口腔溃疡加上以下其中的 2 项，即复发性生殖器溃疡、葡萄膜炎、皮肤损伤、针刺试验阳性。
- HLA-B51 表型：地中海和日本血统的白塞葡萄膜炎患者存在率超过 50%。

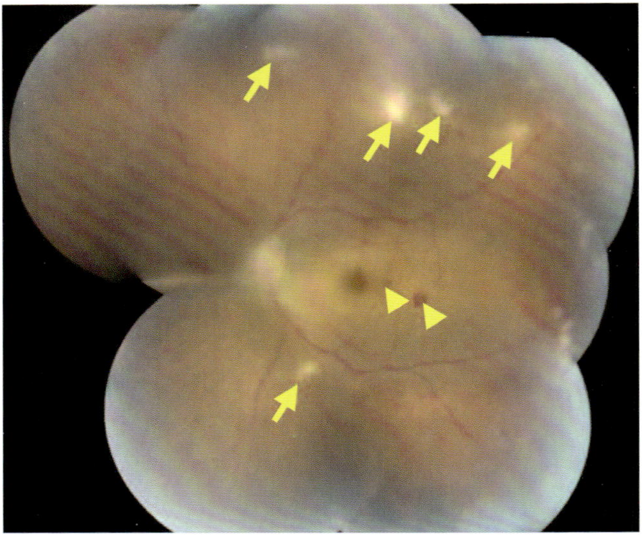

图 4–13 左眼彩色眼底照片显示由于玻璃体炎、视盘水肿、血管周围鞘、视网膜内出血(三角箭头)和分散的视网膜炎性病灶(箭头)引起屈光间质混浊。

- 40%的患者出现针刺皮肤反应/Behcetine 皮肤试验(针刺部位皮肤上出现无菌脓疱)。
- FA 有助于鉴别视网膜血管炎和毛细血管无灌注。
- MRI 和 CT 扫描结合对比可发现中枢神经系统病变。

鉴别诊断

病毒性视网膜炎、HLA–B27 葡萄膜炎、梅毒、结节病、结核、系统性红斑狼疮、结节性多动脉炎、肉芽肿伴多血管炎。

治疗

积极的免疫抑制治疗至关重要。根据疾病严重程度进行全身用药：冲击剂量、口服或静脉注射皮质类固醇有快速的抗感染作用。在最初的疾病控制后，通常在逐渐消退之前进行 12~18 个月的免疫抑制治疗。长期控制通常需要保留类固醇的免疫调节治疗：TNF 抑制剂（英夫利昔单抗和阿达木单抗）、细胞毒性药物（苯丁酸氮芥、环磷酰胺）、抗代谢药物（硫唑嘌呤、霉酚酸酯）、钙调神经磷酸酶抑制剂（环孢素、他克莫司）。

- 眼部：治疗葡萄膜炎所需的眼部类固醇；激光光凝和（或）玻璃体内抗 VEGF 用于新生血管。
- 抗感染治疗可改善预后，但视力预后仍然较差。在一个系列试验中，超过 50%的患者在 4 年内致盲。

福格特－小柳－原田综合征

Sean T. Garrity，Andre J. Witkin

- 以黑色素细胞为靶点的多系统炎症性疾病，以双侧肉芽肿性全葡萄膜炎和浆液性视网膜脱离（RD）为特征。
- 在深色人种中更为普遍。

体征和症状

前驱期（眼部表现之前）：头痛、脑膜炎、耳鸣、听力下降、流感样症状、低度发热。急性葡萄膜期：视力下降、畏光、疼痛、红眼，典型为双侧。恢复期：视力下降。慢性复发期：视力下降、畏光、疼痛、红眼。

检查结果

- 眼前段：前房细胞及闪辉、KP 物、虹膜结节、虹膜后粘连、巩膜炎、低眼压或眼压增高。
- 眼后段：双侧浆液性视网膜脱离伴脉络膜增厚，玻璃体细胞和混浊，视盘水肿，脉络膜视网膜炎（"晚霞样"眼底），视网膜血管炎，CNV，Dalen-Fuchs 结节（视网膜色素上皮下小的脱色结节）。
- 全身：白癜风（斑点状皮肤颜色脱失）、脱发、脊髓灰质炎（白发斑）。

诊断依据

- FA
  - 急性葡萄膜炎期：早期多发性的针尖强荧光伴晚期渗漏，视盘晚期染色，并聚集在渗出性脱离的区域(图 4-14)。
  - 恢复期：视网膜下积液消退后 RPE 改变造成的窗样缺损，在纤维化瘢痕区染色。
- ICGA：弱荧光斑点脉络膜充盈延迟、区域性脉络膜血管扩张，高渗漏状态，大中血管影像减少。
- OCT：渗出脱离区的视网膜下积液，急性葡萄膜炎期脉络膜增厚(图 4-15A)。
- B 超：脉络膜增厚，视网膜脱离，轻度玻璃体混浊，后巩膜增厚。
- 腰椎穿刺：脑脊液分析显示，84%的患者在病程早期细胞数增高，治疗后通常会好转。

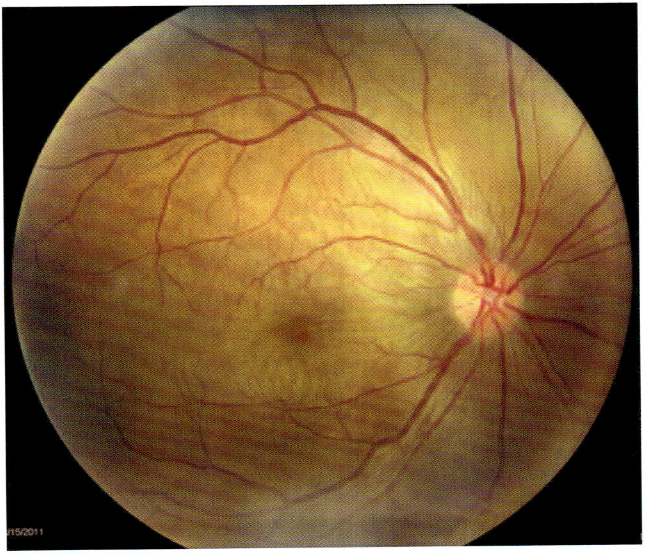

图 4–14　急性葡萄膜炎期:彩色眼底照片显示视网膜下黄白色病变和视网膜下积液区域。

鉴别诊断

交感性眼炎、后巩膜炎、原发性眼内淋巴瘤、中心性浆液性脉络膜视网膜病变、APMPPE、结节病性葡萄膜炎、葡萄膜渗漏综合征、结核性脉络膜视网膜炎、恶性高血压、梅毒性葡萄膜炎。

治疗

- 全身皮质类固醇:口服泼尼松,1~2mg/kg,每天 1 次,通常可在数天内显著改善炎症和消除渗出性脱离。

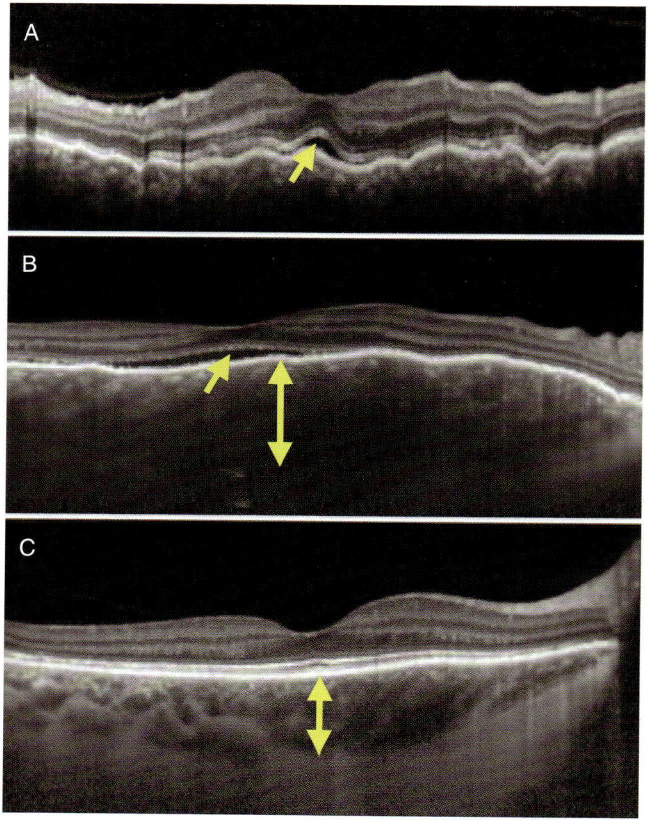

图 4–15 （A）OCT 显示渗出性视网膜脱离区域的视网膜下积液（箭头）。（B）全身类固醇治疗 2 周后的 OCT 显示浅层渗出性视网膜脱离（箭头）和脉络膜增厚（双箭头），在（C）使用霉酚酸酯免疫调节治疗 3 个月后减轻。

- 外用类固醇和睫状肌麻痹作为辅助治疗。免疫调节治疗：环孢素、硫唑嘌呤、甲氨蝶呤、环磷酰胺、氯霉素或霉酚酸酯，如果全身类固醇不足以控制疾病或患者出现难以忍受的副作用，则使用环孢素、硫唑嘌呤、甲氨蝶呤、苯丁酸氮芥或霉酚酸酯(图 4–15B 和图 4–15C)。

交感性眼炎

Sean T. Garrity，Andre J. Witkin

- 交感性眼炎是罕见的双侧的非坏死性肉芽肿性全葡萄膜炎，发生于“诱发”眼葡萄膜的穿透性创伤或手术损伤后。交感性眼炎(SO)的发病机制被认为是由于诱发眼的眼部抗原被提交给全身免疫系统。
- 通常是不对称的，诱发眼的炎症比交感眼更严重。
- 发病可为急性或隐匿性，发生于伤后数月或数年，但大多数(90%)发生于伤后 1 年内。

体征和症状

眼痛、畏光、视力下降、红肿、调节能力下降(可能是最早的症状)。

检查结果

严重的前房细胞、KP、Dalen-Fuchs 结节 (视网膜色素上皮层的小脱色素结节，图 4–15)、脉络膜增厚(图 4–16)。其他表现可能包括虹膜周边前粘连、虹膜新生血管形成、瞳孔阻滞或闭锁、白内障、渗出性视网膜脱离和视盘水肿。

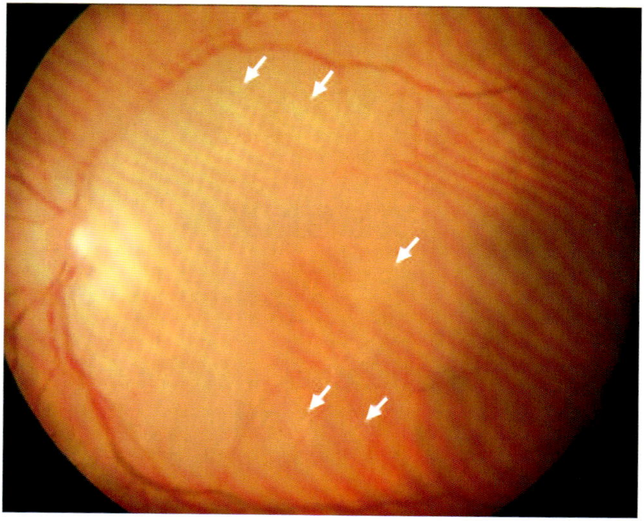

图 4–16　左眼彩色眼底照片显示中度玻璃体炎、多发性视网膜下病变、黄白色病灶(箭头)和视盘周围混浊水肿。

诊断依据

- FA
  - 急性：多灶性病灶的早期针尖样强荧光伴晚期渗漏，视盘晚期染色，并在渗出性脱离区域积存。
  - 慢性：因 RPE 改变导致窗样缺损，纤维化瘢痕区域出现染色。
- ICGA：脉络膜充盈延迟，弱荧光斑点，区域性脉络膜血管扩张，高渗漏状态，大中血管影像减少。
- OCT：神经上皮脱离，脉络膜增厚，视网膜下积液。
- B 超：脉络膜增厚，低至中等反射率，上覆视网膜脱离，轻度玻璃体混浊，后巩膜增厚。

鉴别诊断

福格特-小柳-原田综合征、结节病性葡萄膜炎、结核性脉络膜视网膜炎、梅毒性葡萄膜炎、晶状体过敏性眼内炎、后巩膜炎、原发性眼内淋巴瘤、中心性浆液性脉络膜视网膜病变、APMPPE、葡萄膜渗漏综合征、恶性高血压。

治疗

- 无防腐剂玻璃体内注射曲安奈德用于治疗 SO 已获得 FDA 的批准。
- 全身性类固醇有助于实现快速控制，但如果它们不足以控制疾病或产生不可忍受的副作用，需要保留类固醇的免疫调节治疗（例如环孢素、硫唑嘌呤、甲氨蝶呤、环磷酰胺、苯丁酸氮芥和霉酚酸酯）。
- 局部类固醇和睫状肌麻痹是辅助治疗。
- 建议在创伤后 14 天内摘除失明、创伤或毁损的眼球，以预防 SO。然而，一旦 SO 已发展，眼球摘除术的作用还不清楚，而且仍然存在争议。

中间葡萄膜炎（平坦部炎）

Sundeep K. Kasi

中间葡萄膜炎（平坦部炎）通常影响儿童和年轻人，双峰发生在 5~15 岁和 25~35 岁之间。对大多数患者进行检查以排除相关的自身免疫性和感染性疾病，如果检查结果为阴性,通常诊断为特发性平坦部炎(70%)。

体征和症状

视力下降、飞蚊症;很少伴疼痛、畏光和发红。

检查结果

玻璃体炎症细胞(玻璃体炎)和玻璃体雪球样混浊(图 4-17)或源于玻璃体基部及平坦部(并伸向玻璃体的雪堤样改变)、视盘水肿、血管周围炎、黄斑囊样水肿。

诊断依据

- OCT:黄斑囊样水肿或视网膜增厚。

图 4–17 广角眼底图像显示在中间葡萄膜炎中发现的玻璃体雪球样混浊。

- FA：可能显示血管炎症，伴有黄斑囊样水肿，并可能出现血管壁、视盘染色/渗漏，周边视网膜血管无灌注。
- 实验室检查：CBC 评价白血病/淋巴瘤，红细胞沉降率(ESR)和 C 反应蛋白(CRP)用于评估全身炎症反应，ACE 和溶菌酶用于评估结节病，RPR 和 FTA-ABS 用于评估梅毒，QuantiFERON-TB Gold 用于评估肺结核，尿分析(UA)用于评估肾小管间质性肾炎葡萄膜综合征(TINU 综合征)。
- 评估结节病可进行 X 线或 CT 胸部检查，多发性硬化症疑似病例可进行脑部 MRI 检查。

鉴别诊断

- 非感染性病因：结节病(22%)、多发性硬化、淋巴瘤、Blau 综合征、炎症性肠病、TINU。
- 感染性病因：结核病、梅毒、莱姆病、麻风病、弓形体病、惠普尔病。

治疗

- 无症状、无黄斑水肿的轻症患者可进行观察。
- 最初给予皮质类固醇：泼尼松龙或二氟泼尼酯、Tenon 下曲安奈德治疗，玻璃体内注射曲安奈德或 Ozurdex(地塞米松植入物)，口服泼尼松。
- 慢性和难治性炎症：考虑免疫调节治疗，如甲氨蝶呤、硫唑嘌呤、霉酚酸酯、他克莫司、环孢素、英夫利昔单抗或阿达木单抗。
- 炎症引起的视网膜新生血管(5%~10%)可行激光治疗。

- 平坦部玻璃体切割术(含或不含激光)用于清除残留的玻璃体碎片或治疗并发症，如玻璃体积血或视网膜脱离(5%)，或用于诊断。

第 5 章

视网膜退化和营养不良

视网膜色素变性

Tomas S. Aleman

- 一组以进行性视网膜光感受器细胞凋亡和色素上皮变性为主要特征的遗传性视网膜变性疾病，具有显著的临床及遗传异质性。
- 患病率：约为 1:3500，遗传方式为常染色体隐性、显性或 X 连锁遗传。少数病例为线粒体遗传。
- 大多数患者在青少年期就出现眼部症状，但其表现可出现在学龄前［早发性视网膜色素变性（EORD）］和成年晚期［晚发性视网膜色素变性（LORD）］任意时间段。
- 视网膜色素变性（RP）诊断时需将疑似全身性异常（如感觉神经性听力损失、神经和代谢缺陷）的患者与仅有视网膜疾病的患者（非综合征性 RP）区分开来。

体征和症状

夜盲，进行性视野缺损，最终视力丧失；最初视力受损最小。

检查结果

视网膜骨细胞样色素沉积合并中周部视网膜萎缩，视盘蜡黄，视网膜血管变细；毯层样视网膜变性或脱色素改变；后囊下性白内障发生率大于50%；黄斑囊样水肿（CME）可能发生，视网膜前膜常见（图5-1A）。

诊断依据

- 动态视野检查（Goldmann）：周边视野缺损。
- 色觉：早期保存，在疾病后期出现三原色缺损和色觉混乱。
- 短波长眼底自发荧光（AF）成像：有代偿功能的RPE呈现强荧光，萎缩区表现弱荧光（图5-1B）。
- 光学相干断层扫描（OCT）：局限性或弥漫性椭圆体带消失和外核层（ONL）变薄；由于重塑全视网膜变薄可能被增厚的内层所掩盖（图5-1C）。
- 荧光素血管造影（FA）：RPE消失引起的窗样缺损；无渗漏的CME；罕见的脉络膜新生血管（CNV）。
- 视网膜电图（ERG）：不同程度的视杆、视锥细胞反应下降，视杆细胞反应下降为主。

鉴别诊断

视锥功能障碍和视锥-视杆细胞营养不良；先天性静止性夜盲、白点状视网膜炎、严重的Stargardt病；脉络膜营养不

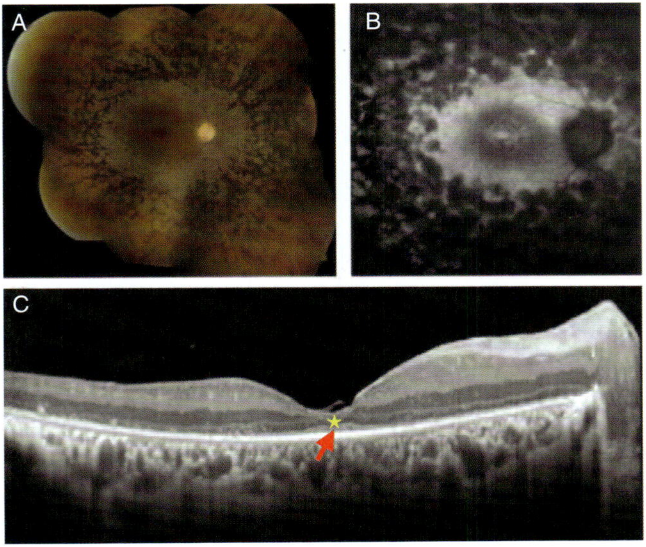

图 5–1 （A）典型 RP 患者的复合眼底照片，显示近中周的环状骨细胞样色素沉着。（B）短波长眼底 AF 信号局限于中央岛，边界呈扇形。（C）通过中心凹的 OCT 横切面显示 ONL 变薄（星号）、椭圆体带消失（箭头），以及整体视网膜变薄。

良（无脉络膜症、回旋萎缩、Bietti 结晶样营养不良、晕轮状和营养不良、弥漫性营养障碍）；遗传性视网膜变性携带者状态（IRD；X 连锁 RP、无脉络膜症）；遗传性玻璃体视网膜病变（家族性渗出性玻璃体视网膜病变、Wagner 和 Stickler 综合征）；自身免疫性视网膜病变；急性区域性隐匿性外层视网膜病变（AZOOR）；感染后或炎症后视网膜色素变性（睫状体炎、鸟枪弹样脉络膜视网膜病变、多灶性脉络膜炎、结节病、风疹、梅毒、弓形体病）；维生素 A 缺乏症和脂肪蛋白血症；中毒性视网膜病变（硫代达嗪、氯喹）；神经眼科疾病，伴视网膜改变和视野丧失。

治疗

- 维生素 A 棕榈酸酯：10 000IU 的过量补充可能会延缓病情进展；需在获得初级保健提供者资质的医疗机构监测肝脏毒性损害。
- 二十二碳六烯酸（DHA）：口服，每次 400mg，每日 3 次。
- CME 的治疗：局部和（或）全身性碳酸酐酶抑制剂（CAI）是首选（如多佐胺、布林佐胺）；如果 CAI 和非甾体抗炎药无效，外用、眼周或玻璃体内的类固醇可发挥作用；抗血管内皮生长因子（VEGF）注射可能是最后的手段。
- FDA 批准的视网膜假体［Argus II（Second Sight）］，用于治疗残留感或视力较差的终末期疾病。

视锥细胞营养不良

Tomas S. Aleman

- 常染色体显性、隐性和 X 连锁隐性。
- 这类疾病的典型病症是色盲或全色盲。
- 分型：静止型。
  - 进展型。
- 患病率为 1:(30 000~50 000)。

体征和症状

典型表现为婴儿或幼儿的眼球震颤、畏光和较差的颜色辨别和视力；也可能在以后的生活和成年期出现。

检查结果

眼底检查：中心凹反射正常或迟钝；中心凹内及其周围可能有小区域的脱色素；中心凹萎缩很少发生（图 5-2A）。

诊断依据

- 动态视野检查（Goldmann）：进展型，可见中心暗点。
- 色觉：严重异常。
- 全视野敏感度测试（FST）：视杆细胞功能正常，视锥细胞严重功能异常。
- 短波长眼底 AF 成像：环状强自发荧光围绕中心凹弱自发荧光（图 5-2B）。
- OCT：黄斑中心凹外层视网膜变薄，光感受器层消失，RPE 萎缩，其上可见散在高反射颗粒样沉积物（图 5-2C）。
- ERG：视杆细胞功能正常，视锥细胞振幅降低，甚至检测不到。

鉴别诊断

视锥-视杆细胞营养不良、Leber 先天性黑矇、神经元蜡样脂褐素沉积症、伴有视网膜改变和视野丧失的神经眼科疾病。

治疗

- 转诊至综合儿科眼科医生，以最佳矫正屈光不正、评估眼球震颤和弱视。
- 转介至儿童发展和教育专家进行早期干预和低视力康复。

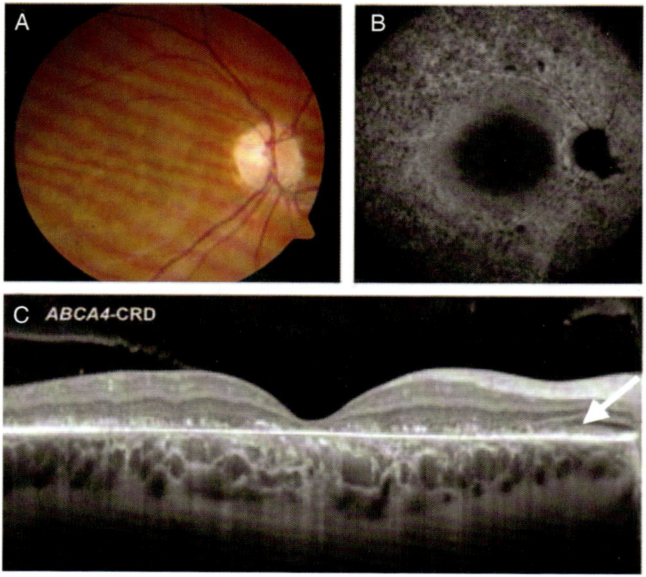

图 5–2 (A)视锥–视杆细胞营养不良患者的眼底照片。(B)近红外线 AF 显示中央密集的 RPE 消失,并弥漫性消失至近中周。(C)光谱域–OCT 穿过中心凹的垂直横切面显示,在这例 ABCA4–CRD 患者眼睛上,黄斑中心凹有严重的 ONL 消失,其上可见散在高反射颗粒样沉积物,ONL 在视盘周围视网膜保留(箭头)。

- 几种前景看好的基因治疗方法正在测试中(https://clinicaltrials.gov)。

Stargardt 病

Tomas S. Aleman

- 最常见的青少年黄斑营养不良，患病率约为 1:10 000，通常在青春期前后发病。
- 典型的常染色体隐性遗传并与 ABCA4 基因突变相关。
- 发病和严重程度不同，出现黄斑病变的患者视力预后较差，而早期仅出现黄色斑点症者，称为眼底黄色斑点症(FFM)，预后相对较好。

体征和症状

视力丧失、色觉受损。

检查结果

早期黄斑中心凹反射消失；RPE 水平散在的黄色斑点，可累及或不累及黄斑，斑点呈圆形、椭圆形、棱形、线形、鱼尾状等形态，新旧病灶可此起彼消，黄斑部可发展为“牛眼样”RPE 萎缩(图 5-3A)。

诊断依据

- 动态视野检查(Goldmann)：常有中心暗点，也可为旁中心暗点，中央视野缩小及环形暗点。
- 静态视野检查：中心暗点。
- 色觉：疾病早期正常，晚期异常。

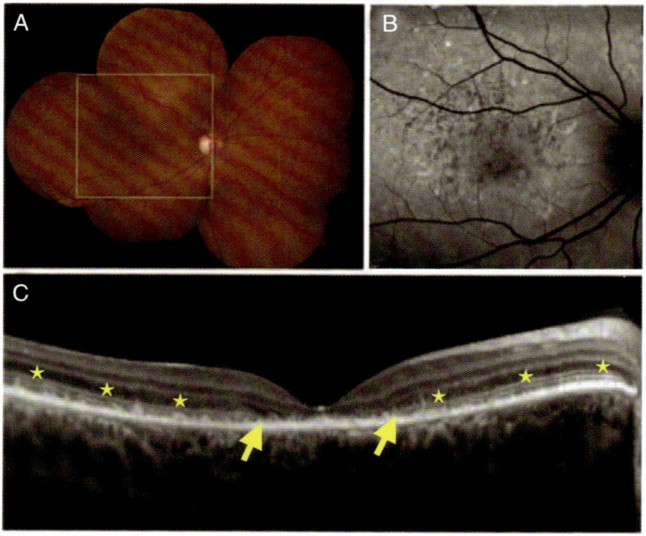

图 5-3 (A)Stargardt 病患者的彩色眼底图像显示典型的黄色鱼尾状斑点。(B)眼底 AF 表现为 RPE 萎缩区域的弱自发荧光区和斑点的强自发荧光区。(C)光谱域-OCT 显示中心凹的 ONL 和椭圆体带(箭头之间)丢失。ONL(星号)在中心凹外完好无损。

- 短波长眼底 AF 成像:可变的弱自发荧光区域描绘了 RPE 萎缩的区域(图 5-3B)。
- OCT: 最初可见从黄斑中心凹开始的视网膜神经上皮层变薄或丢失,黄色斑点对应的视网膜深层沉积物(图 5-3C)。
- FA:黄斑区强弱混合荧光,萎缩边缘的强荧光,“脉络膜湮灭症”。
- ERG:视杆细胞和视锥细胞功能正常,但在更严重的疾病中,视杆细胞和视锥细胞振幅都可能降低;视锥-视杆细胞营养不良的患者可能会出现比视杆细胞功能障碍更差的视锥细胞模式。

- 眼电图(EOG):通常低于正常。

鉴别诊断

视锥-视杆细胞营养不良、幼年 RP 合并黄斑病变、综合征性 RP、卵黄样黄斑营养不良(萎缩期)、白点状视网膜炎、神经元蜡样脂褐素沉积症、伴有视网膜改变和视野丧失的神经眼科疾病。

治疗

- 转诊至综合儿科眼科医生,以最佳矫正屈光不正、评估眼球震颤和弱视。
- 干细胞移植作为萎缩性黄斑病变的一种治疗方法正在研究中。

先天性静止性夜盲

Tomas S. Aleman

一种高度遗传异质性和临床异质性的先天性非进行性眼病。

体征和症状

夜盲;视力通常正常,但有些病例存在高度近视;眼球震颤、斜视。

检查结果

多数情况下眼底检查正常；也可表现为豹纹状眼底、视乳头倾斜。眼底异常的包括小口病、白点状眼底。

诊断依据

- 动态视野检查(Goldmann)：无明显视野缺损。
- OCT：在某些特定的基因型中出现某些黄斑中心凹发育不良，内层视网膜改变，包括神经纤维层丢失和视神经萎缩。
- 短波长眼底 AF 成像：如果存在严重的黄斑区萎缩，可能会出现中心弱自发荧光。
- ERG：b 波下降，a 波正常，导致负构型 ERG(图 5-4)；外层视网膜也可能出现异常。

鉴别诊断

视锥-视杆细胞营养不良、Leber 先天性黑矇、X 连锁视网膜劈裂、维生素 A 缺乏症、眼内异物、缺血性视网膜病、眼白化病、神经元蜡样脂褐素沉积症、伴有视网膜改变和视野丧失的神经眼科疾病。

治疗

- 转诊至综合儿科眼科医生，以最佳矫正屈光不正、评估眼球震颤和弱视。
- 几种前景看好的基因治疗方法正在测试中(https://clinicaltrials.gov)。

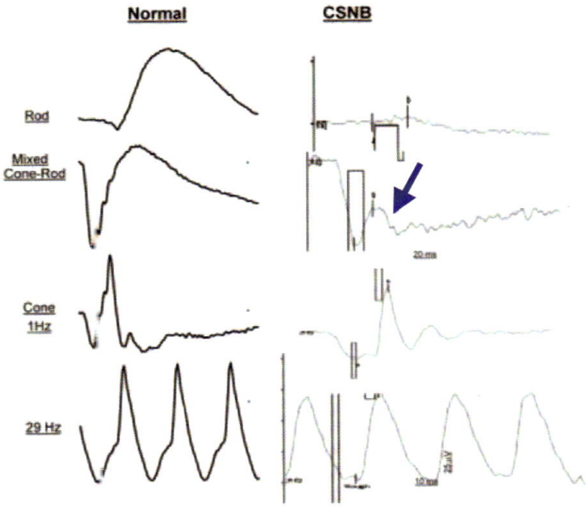

图 5–4　先天性静止性夜盲患者与正常受试者的标准视网膜电图比较。视杆反应的振幅降低，视杆–视锥联合反应显示 b 波下降（负 ERG,箭头),视锥 ERG 延迟。

卵黄样黄斑营养不良

Tomas S. Aleman

- 卵黄样黄斑营养不良是遗传性视网膜变性,典型的表现为在黄斑区出现单个(有时为多个)椭圆形黄色视网膜下沉积,可演变为中心性脉络膜视网膜萎缩。

- 卵黄状黄斑变性：常染色体显性遗传性卵黄样黄斑营养不良(VMD)，由 VMD2 突变引起，通常出现在青少年或年轻人中。

体征和症状

视力下降，常有轻至重度远视。

检查结果

卵黄样病变(典型为黄斑性，但可能是多灶性)，表现多样，最终演变为萎缩(图 5-5A)；黄斑性病变经历卵黄样、假性前房积脓外观、杂乱的卵形外观到萎缩的经典阶段；继发性 CNV。

诊断依据

- 动态视野检查(Goldmann)：视野大多正常，少部分会出现中心暗点。
- 静态视野检查：中心暗点。
- 短波长眼底 AF 成像：中心强自发荧光(图 5-5B)；萎缩性病变的中心弱自发荧光。
- OCT：高反射性视网膜下病变上方的视网膜隆起，伴视网膜下低反射区和不同程度的视网膜内低反射间隙(图 5-5C)；晚期黄斑中心凹萎缩；OCT 血管造影可能显示 CNV。
- FA：环状强荧光，可有渗漏，卵黄样病变部分着染；萎缩性病变窗样缺损。
- EOG：在经典的卵黄状黄斑变性中异常或无法检测到；正常 EOG 不排除疾病(VMD2 相关疾病)。

鉴别诊断

视锥–视杆细胞营养不良、卵黄样营养不良(成人型)。

治疗

- 玻璃体内抗 VEGF 疗法治疗继发性 CNV。
- 有强有力的证据证明基因治疗是一种选择,但目前临床试验正处于规划阶段。

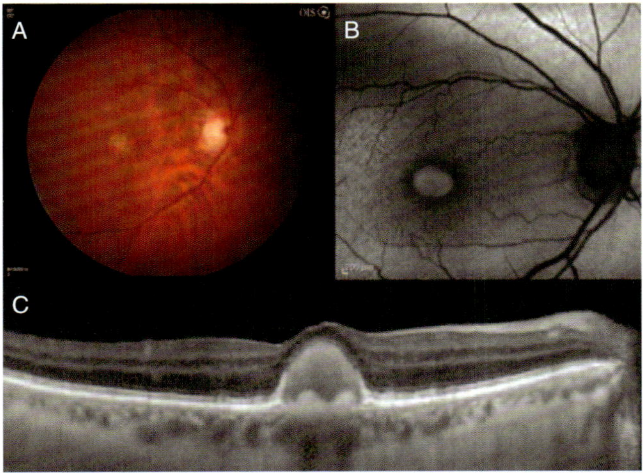

图 5–5 (A)彩色眼底照片显示典型的卵黄样病变和周围的小玻璃膜疣。(B)眼底 AF 表现为中心强自发荧光。(C)OCT 显示中心凹下高反射性病变抬高视网膜。(Reprinted with permission from Jason Hsu, MD.)

Pattern 营养不良

Tomas S. Aleman

- Pattern 营养不良是一组不同图形而组成的常染色体显性遗传病，以双侧、缓慢进展、主要集中在 RPE 产生异常为特征。
- 如呈蝴蝶形则称为蝴蝶形营养不良，也有的形成放射状、环状、网状或不规则形分布。

体征和症状

视物变形和(或)视力模糊；最初视力轻度受损，并伴缓慢进行性视力丧失。

检查结果

黄斑区黄色斑点和色素沉着，呈图形状或向外放射状排列(图 5-6A)；可合并色素上皮改变或玻璃膜疣样病变；可能出现卵黄样病变；发病后期容易出现地图样萎缩；继发出现 CNV。

诊断依据

- 动态视野检查(Goldmann)：通常周边视野正常，中心和旁中心暗点。
- 色觉：早期保存，后期多轴混淆。
- 短波长眼底 AF 成像：中心弱自发荧光图像周围的线状强

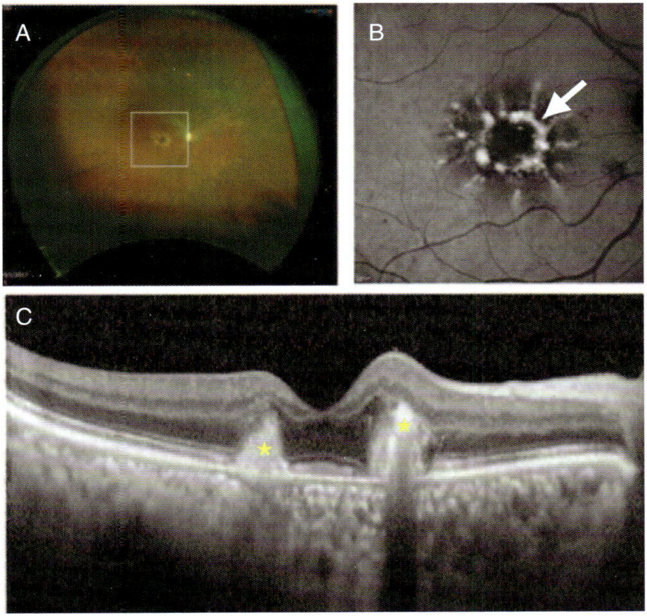

图 5-6　(A)Pattern 营养不良患者的广角眼底图像。(B)近红外眼底 AF 显示放射状强自发荧光(箭头),与(C)视网膜抬高(星号)在光谱域-OCT 上的高反射信号位置相同。

自发荧光病变;萎缩区域的弱自发荧光(图 5-6B)。

- OCT:RPE 下的局部高反射团(图 5-6C);ONL 的线状高反射不连续;感光细胞外节信号的局部中断;某些病例的视网膜下积液;区域之间正常的视网膜反射条带。
- FA:图形状色素改变呈现的窗样缺损;CNV 罕见。
- ERG:正常或振幅降低。
- EOG:正常或振幅轻度降低。

鉴别诊断

Stargardt 病、卵黄状黄斑变性、视锥-视杆细胞营养不良、脉络膜营养不良(携带者状态,中央晕轮营养不良)、IRD 携带者状态(X 连锁 RP,无脉络膜症)、药物诱导(如去铁胺)。

治疗

- 玻璃体内注射抗 VEGF 治疗 CNV。
- 如发现继发病例,应停止使用诱导药物。

无脉络膜症

Tomas S. Aleman

- REP1 基因突变引起的分子同质性 X 连锁隐性遗传性脉络膜视网膜变性。
- 男性患病率约为 1:50 000。
- 女性携带者通常无症状,但表现出不同程度的眼底局部色素改变,通常在后极视网膜内。

体征和症状

典型症状是出现在青春期的夜盲,随后是进行性的视野缩窄;视力通常在 60 岁时下降。

检查结果

后囊下白内障(>50%);玻璃体后脱离;晚期视神经苍白;

双侧脉络膜视网膜变性，黄斑旁色素上皮和脉络膜毛细血管萎缩围绕中心凹呈环状，并保留视网膜中央岛 20~30 年（图 5-7A）；40 年后周边残留 RPE 和视网膜的色素；骨细胞样沉着较少出现，且远不如 RP 明显；晚期完全脉络膜视网膜萎缩。

诊断依据

- 动态视野检查（Goldmann）：周边视野缺损，向心性缩窄并伴不同的周边视力残留物。
- 色觉：早期保存，之后出现三色缺陷和多轴混淆。
- 短波长眼底 AF 成像：正常自发荧光的中央岛被弱荧光的区域包围（图 5-7B）。
- OCT：早期局限性或弥漫性光感受器外层丢失和 ONL 变薄（图 5-7C）；在相对完整的视网膜与萎缩视网膜的分界区可以观察到突然丢失的外层视网膜，以及脉络膜反射信号增强。
- FA：窗样缺损是由于 RPE 丢失所致；CNV。
- ERG：视杆细胞>视锥细胞功能异常降低，常为无法发现的鉴别诊断 RP 或携带者状态。

鉴别诊断

RP 或携带者状态；脉络膜营养不良（回旋萎缩→血清鸟氨酸水平升高、终末期 Bietti 结晶样营养不良，螺旋状）；Sjögren 网状营养不良、Leber 先天性黑矇、Kearns-Sayre 综合征、终末期营养不良、终末期 Stargardt 病、视网膜毒性（硫代达嗪、戊聚糖多硫酸钠）。

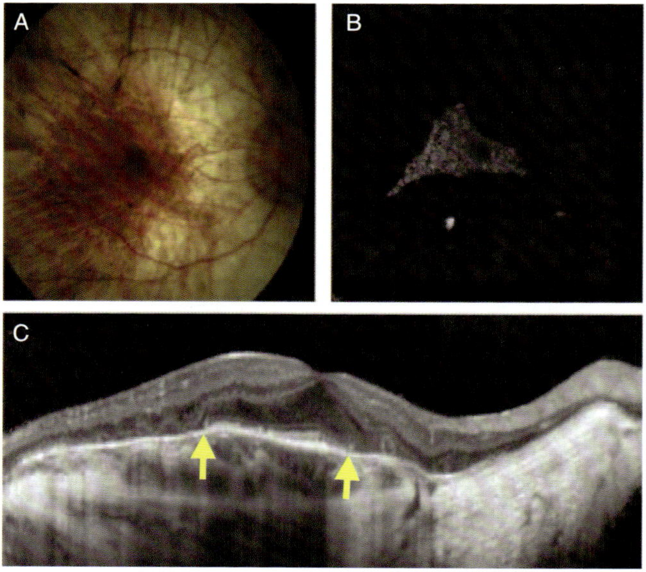

图 5–7 (A)眼底照片显示,通过脱色的 RPE 和相对保存完好的 RPE 中央岛,可见大脉络膜血管和巩膜。(B)短波长眼底 AF 显示残留的眼底中央岛。(C)OCT 横截面显示厚度突然变化(箭头外),伴 ONL 变薄、外层视网膜亚层结构丢失,整体视网膜严重变薄,后向散射增加。

治疗

- 基因治疗目前正在进行临床试验,初步结果令人鼓舞。
- 维生素 A 棕榈酸酯 10 000IU/d 已被使用,但作用尚不明确。
- 视网膜前电子植入物[Argus Ⅱ(Second Sight)]可治疗终末期疾病。

眼和眼皮肤白化病

Tomas S. Aleman

- 眼和眼皮肤白化病是皮肤、头发和眼睛黑色素减少或缺失的非进行性遗传性疾病[眼皮肤白化病(OCA)]或仅有眼部表现而没有皮肤变化的眼白化病(OA)。
- 常染色体隐性遗传(OCA)和 X 连锁隐性遗传(OA)。
- 患病率为 1:(5000~17 000)取决于地理区域。
- 视网膜发育有不同程度受损(中心凹发育不良)和(或)视觉通路(错路或颞神经纤维更多交叉)。
- OCA 的综合征形式包括 Hermansky-Pudlak 综合征(血小板功能障碍)和 Chédiak-Higashi 综合征(免疫异常)。

体征和症状

视力经常出现不同程度的异常。

检查结果

眼球震颤、斜视、虹膜透光,通过脱色眼底可见脉络膜血管(图 5–8A),中心凹发育不良。

诊断依据

- 动态视野检查(Goldmann):由于畏光可能难以执行,但应正常或显示周边视野缺损。
- 色觉:通常正常或有非特定的混淆轴。

- OCT：不同程度的中心凹发育不良（图 5–8B）。
- ERG：正常。

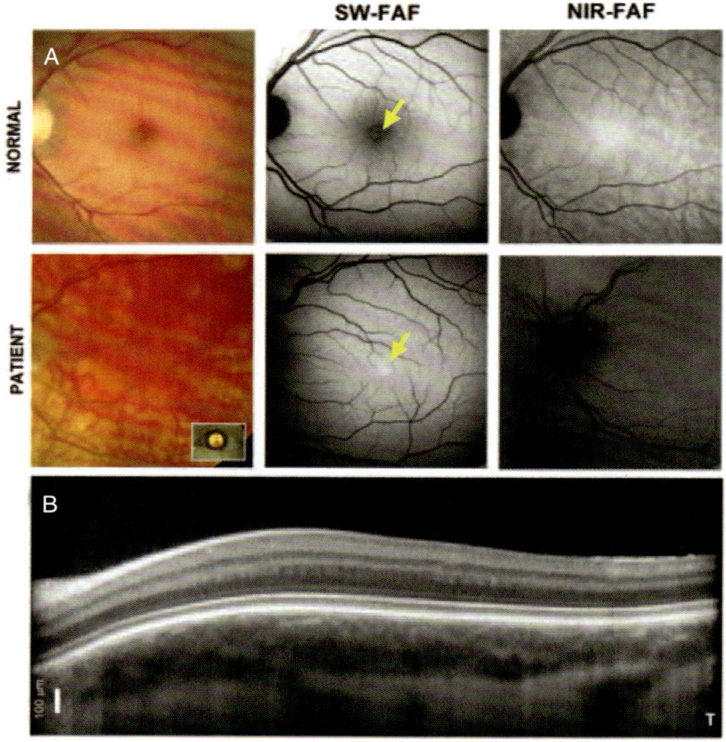

图 5–8 （A）与正常眼底图像相比，1 例综合征型 OCA（与 HPS1 突变相关的 Hermansky-Pudlak 综合征）患者的彩色眼底图像（插图为眼前段图）、短波长和近红外眼底 AF 成像。与正常情况相比，在中心凹（箭头）附近有一个高的眼底AF 信号。与正常情况相比，近红外眼底照片有弱自发荧光信号。（B）光谱域–OCT 水平切面通过解剖中心凹位置显示中心凹发育不良，中心凹轮廓平坦。

- 图形视觉诱发电位:显示误差。

鉴别诊断

婴儿眼球震颤、色觉减退和蓝色单色视、早发性视网膜营养不良和 Leber 先天性黑矇、皮肤白化患者眼球震颤的神经学病因。

治疗

- 在生命早期监测眼球震颤情况,并提供适当的康复和屈光矫正。
- 皮肤护理很重要,使用合适的滤光器保护皮肤免受光线伤害也很重要;建议及早转诊至皮肤科医生。
- 基因疗法正在实验中。

自身免疫性视网膜病变

Tomas S. Aleman

- 自身免疫性视网膜病变属于炎症介导的视网膜病变,以急性(<3 个月)或亚急性(3~6 个月)出现进行性视觉症状为特征,并伴血清抗视网膜抗体(ARA)和伪装正常的检查。
- 副肿瘤性视网膜病变(pAIR),在诊断为非眼部癌症之前、期间或之后。例如,癌症相关性视网膜病变(CAR)和黑色素瘤相关性视网膜病变(MAR)。
- 与癌症无关的非副肿瘤性视网膜病变(NpAIR);与 IRD 重叠。

体征和症状

闪光感、暗点、色觉障碍、夜盲、环形幻视、厌光；视力、视野和色觉受到不同程度的影响；可能进展迅速。

检查结果

眼底检查正常，或视网膜血管变细、视盘苍白、CME，无明显的眼内炎症。

诊断依据

- 动态视野检查(Goldmann)：中心或中心周围暗点和不同的视野缺损。
- 色觉：正常到异常(不确定轴)。
- OCT：光感受器外层丢失。
- 短波长眼底 AF 成像：可能存在中心区、旁中心区和视盘周围弱自发荧光改变。
- ERG：视杆、视锥或双极细胞反应异常(如 MAR，图 5-9)。
- 多焦 ERG：可显示中心和(或)中心周围异常。
- 检测是否存在 ARA。

鉴别诊断

IRD、药物毒性、缺血性视网膜病变。

治疗

- 应立即对隐匿性恶性肿瘤进行全面寻找。
- 没有随机的安慰剂对照试验，但下列治疗产生了不同的结果：类固醇(局部和全身)、常规免疫抑制(如抗代谢药物、T

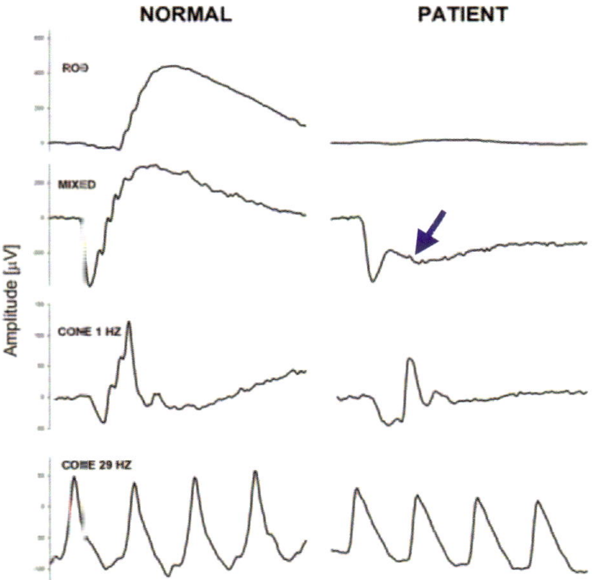

图 5-9 MAR 患者与正常受试者的标准视网膜电图比较。视杆反应的振幅降低，视杆-视锥联合反应显示 b 波下降（负 ERG，箭头），视锥 ERG 延迟。

细胞抑制剂)、生物制品(如单克隆抗体)、静脉注射免疫球蛋白(IVIg)、血浆置换。

第 6 章

小儿视网膜疾病

早产儿视网膜病变

Turner D. Wibbelsman，James F. Vander

- 导致低体重儿和早产儿后期失明及视力损害的主要原因。
- 与视网膜血管形成不全和继发性视网膜新生血管形成有关。
- 基于风险因素的系统筛查至关重要。
- 风险因素：出生体重<1500g 或孕周<30 周；出生体重 1500~2000g 或孕周>30 周，临床病情不稳定。

检查结果

分区、范围、阶段和疾病状态。

- 分区：Ⅰ区——以视盘为中心，视盘至黄斑的 2 倍长度为半径的圆形区域；Ⅱ区——以视盘为中心、视盘鼻侧锯齿缘为半径的环形区域，不包括Ⅰ区；Ⅲ区——Ⅱ区外颞侧剩余的新月形视网膜区域。

- 分期：1期——视网膜周围血管区/无血管区之间有一条很细的分界线；2期——一定高度和宽度的嵴将周边视网膜中的血管/无血管区分开；3期——视网膜外纤维血管增生从嵴处伸向玻璃体；4期——(a)视网膜脱离(RD)，不累及黄斑和(b)部分视网膜脱离，累及黄斑；5期——全视网膜脱离(图6–1和图6–2)。
- 附加病变前期：视网膜血管扩张、迂曲高于正常。
- 附加病变：后极有2个或以上的象限出现视网膜血管扩张、迂曲(图6–3)。
- 病变消退后可出现视网膜血管牵拉，但可出现再活化(图6–4)。

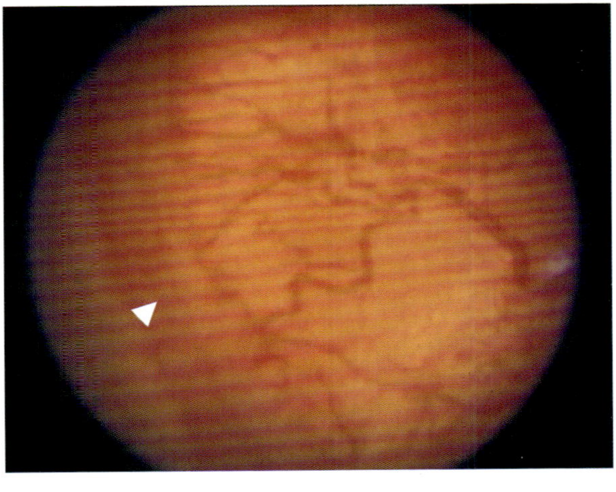

图6–1　视网膜外纤维血管增生(三角箭头)显示的3期早产儿视网膜病变。

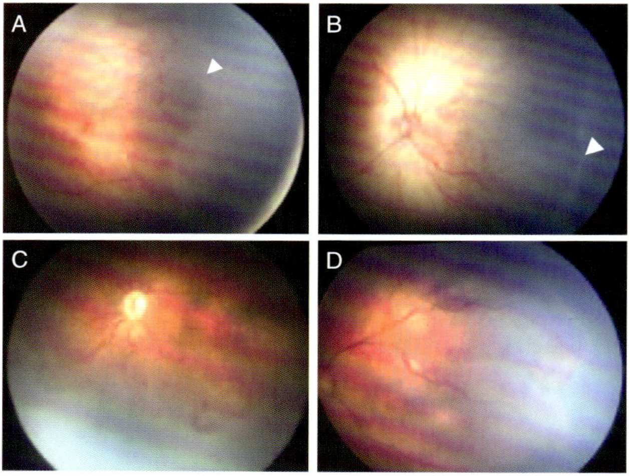

图 6–2　不同阶段早产儿视网膜病变的 RetCam 照片。(A)1 期的分界线(三角箭头),(B)2 期疾病的嵴（三角箭头),(C)3 期 Ⅰ 区视网膜外纤维血管增生,(D)3 期 Ⅱ 区视网膜外纤维血管增生。(Reprinted with permission from Michael A. Klufas, MD.)

诊断依据

目前正在探索远程医疗的应用以进行大规模筛查工作。

鉴别诊断

家族性渗出性玻璃体视网膜病变(FEVR)、永存胚胎血管(PFV)、视网膜脱离、色素失调症、诺里病、摇晃婴儿综合征、X 连锁视网膜劈裂症、眼弓形体病、外层渗出性视网膜病变、中间葡萄膜炎、眼内炎、视网膜母细胞瘤。

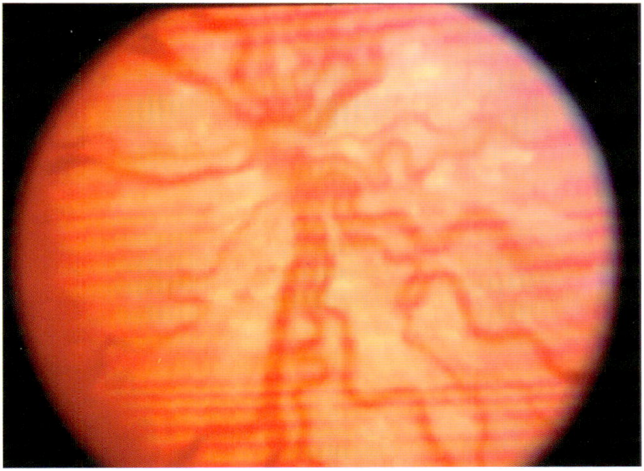

图 6-3　早产儿视网膜病变附加病变，视网膜血管扩张、迂曲。

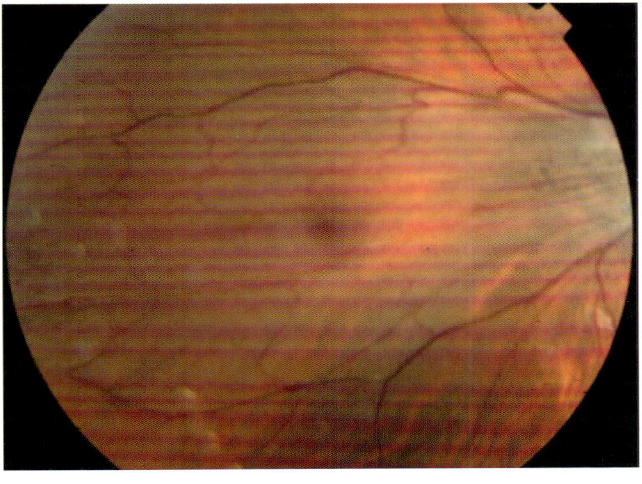

图 6-4　早产儿视网膜病变患者的视网膜血管牵拉。

治疗

- 85%的 1 期早产儿视网膜病变(ROP)可自发消退。
- 视网膜激光光凝治疗视网膜无血管区：适用于Ⅰ区任何阶段伴有并发症的或 3 期无并发症的，以及Ⅱ区 2~3 期伴有并发症的患者。
- 抗血管内皮生长因子(VEGF)治疗：有证据提示，早期Ⅰ区疾病治疗有获益；长期复发率和系统安全性尚未确定。
- 玻璃体切割术和(或)巩膜扣带术：适用于 4 期和 5 期 ROP；在这些病例中，较差的视觉预后很常见。

家族性渗出性玻璃体视网膜病变

Samir Patel，Allen C. Ho

- 家族性渗出性玻璃体视网膜病变是罕见的、典型的双侧遗传性视网膜血管发育障碍，其特征为视网膜周围无灌注和新生血管形成。
- 遗传多样，20%~40%有阳性家族史，可以常染色体显性遗传(最常见)、常染色体隐性遗传、X 连锁隐性遗传。
- 近 50%的病例与 4 个致病基因(NDP、FZD4、LRP5 和 TSPAN12)有关，这些致病基因构成了 Wnt 信号通路的一部分。

体征和症状

多数无症状，病情轻，视力模糊，儿童严重的话有斜视或白瞳症。

检查结果

典型的双侧不对称表现；视网膜周围病变包括视网膜周边无血管区、新生血管形成、黄斑牵引、视网膜下渗出、玻璃体视网膜牵引、牵拉性/渗出性视网膜脱离（图 6–5）。

- 建议分期：1 期——视网膜周边无血管区无渗出或有渗出；2 期——视网膜周边无灌注区可见视网膜外新生血管无渗出或有渗出；3 期——未累及黄斑的部分视网膜脱离无渗出或有渗出；4 期——累及黄斑的部分视网膜脱离无渗出或有渗出；5 期——全视网膜脱离。

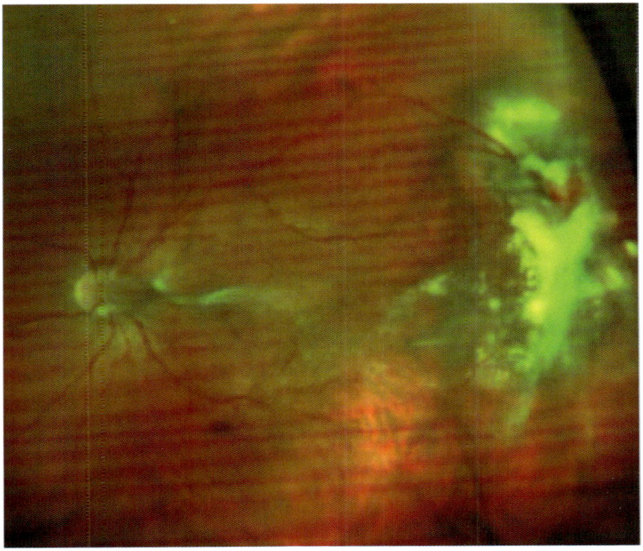

图 6–5　左眼眼底彩色照片显示颞侧血管牵拉伴视网膜下渗出。

诊断依据

- 患者及其家族成员广角荧光素血管造影(FA)(图 6-6)。
- FEVR 相关基因的基因检测。

鉴别诊断

早产儿视网膜疾病、色素失调症、视网膜静脉周围炎、Coats 病、PFV、诺里病。

治疗

- 1 期:一般不需要治疗,但需要定期随访。
- 2 期:对所有周围无血管区域进行激光光凝。
- 3~5 期:玻璃体切割术,伴或不伴巩膜扣带术。
  - 术前抗 VEGF 治疗可能有帮助,但不应作为单一疗法使用。

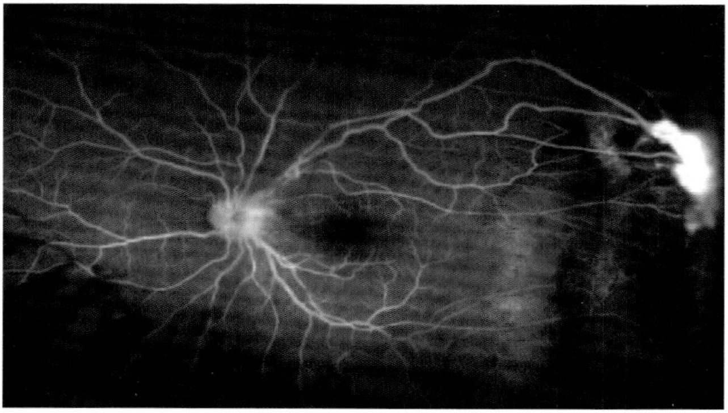

图 6-6 左眼广角荧光素血管造影显示周围无灌注,同时伴视网膜新生血管形成的强荧光和渗漏区域。

- FEVR 是一种终身疾病，可以进展，需要长期随访。

Coats 病

Douglas R. Matsunaga，Carl H. Park

- 特发性、非遗传性渗出性视网膜病变。
- 单侧，通常年轻男性（中位年龄 5 岁）>女性（20%~30%）。

体征和症状

视力下降、斜视、白瞳症。

检查结果

视网膜毛细血管扩张（通常为周边）伴脂质渗出（图 6-7）、黄斑囊样水肿、视网膜前膜、渗出性视网膜脱离、晚期继发新生血管性青光眼伴有严重渗出性视网膜脱离。

诊断依据

- FA：毛细血管瘤样扩张，强荧光渗漏，无灌注，渗出物的弱荧光遮蔽（图 6-8）。
- B 超：因视网膜下积液脂质含量高而造成渗出性视网膜脱离，并伴散在高回声。
- 细针穿刺活检：对于难以排除视网膜母细胞瘤的病例需进行此检查；显示富含脂质的巨噬细胞和胆固醇结晶。

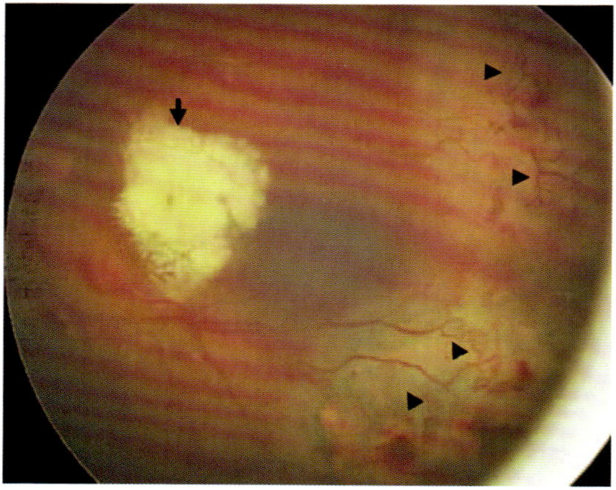

图 6–7 眼底照片显示密集的黄斑渗出物（箭头）和广泛的毛细血管扩张（三角箭头）。（Reprinted with permission from Carol L. Shields, MD.）

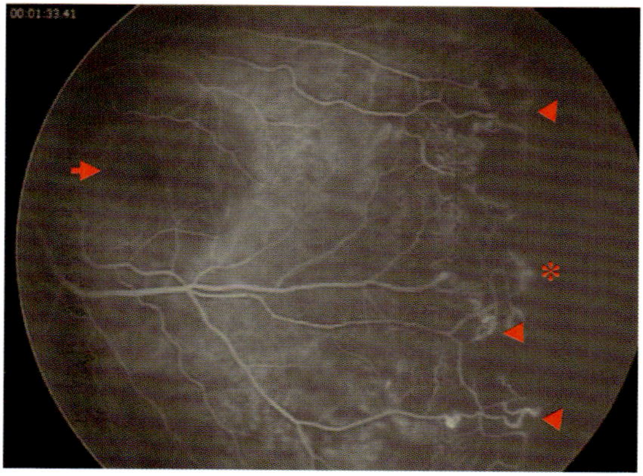

图 6–8 FA 显示广泛的毛细血管扩张（三角箭头）、渗漏和无灌注（星号），黄斑弱荧光遮蔽（箭头），对应致密渗出物。（Reprinted with permission from Carol L. Shields, MD.）

鉴别诊断

视网膜母细胞瘤、早产儿视网膜疾病、家族性渗出性玻璃体视网膜病变、视网膜血管增生性肿瘤。

治疗

- 稳定的毛细血管扩张,无或极少渗出(1 期):观察。
- 有渗出的毛细血管扩张(2 期):激光或冷凝治疗。
- 视网膜脱离(3 期):平坦部玻璃体切割术(PPV)配合激光光凝或冷凝治疗。视网膜下积液外引流是 PPV 的一种替代方法。
- 完全脱离和继发性青光眼(4 期)伴有盲眼疼痛:考虑眼球摘除。
- 终末期伴眼球痨(5 期)和无疼痛的盲眼:观察。

先天性脉络膜缺损

Phoebe L. Mellen, Ferhina S. Ali

- 在子宫内发育的第 5 周,偶发性胚胎裂闭合不全。
- 可能涉及虹膜、晶状体、视神经、视网膜和视网膜色素上皮(RPE)。
- 通常发生在鼻下（典型的缺损），但也可能发生在其他部位。

体征和症状

如果中心凹受累，视力较差；如非中心区域，可产生暗点。

检查结果

缺损区因缺乏脉络膜及视网膜上皮层，通过菲薄的视网膜神经上皮可以看到灰白色的内膜（图 6–9）；缺损区周边边缘，可以看到弧形边界；可能与 RD 或脉络膜新生血管（CNV）有关；上眼睑扇形缺损（最常见）；晶状体赤道变平，虹膜组织缺损导致的瞳孔异常。

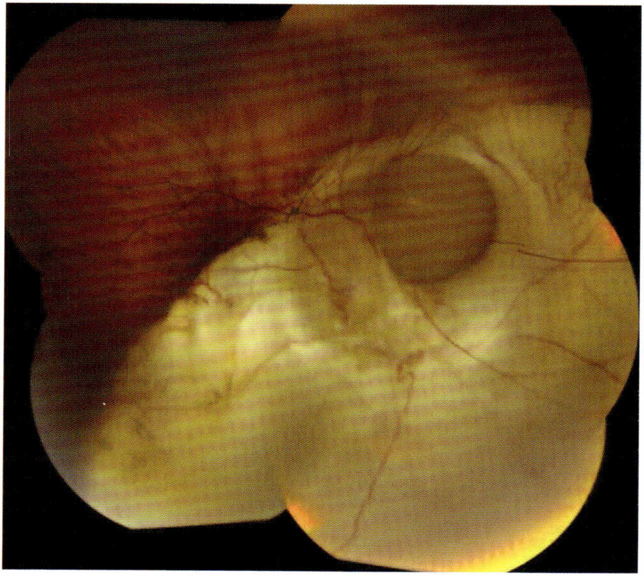

图 6–9　累及视神经和后极广泛受累的脉络膜缺损的眼底照片。

诊断依据

光学相干断层扫描(OCT):视网膜萎缩,RPE 和脉络膜缺失。

鉴别诊断

外伤、脉络膜视网膜瘢痕、葡萄肿、牵牛花综合征、北卡罗来纳黄斑营养不良。

治疗

- 治疗弱视和屈光不正。
- 玻璃体内注射抗血管内皮生长因子治疗 CNV。
- 视网膜脱离行玻璃体切割术(脉络膜缺损增加视网膜脱离的风险)。

永存胚胎血管(PFV)

Matthew Trese, Cagri G. Besirli

- 罕见的先天性疾病,是一组与胚胎血管退化失常相关的异常临床表现疾病。
- 通常见于足月健康婴儿,最常见(约 90%)为单侧。

分类

- 前 PFV:白内障和晶状体后纤维血管膜性混浊。
- 后 PFV:主要涉及玻璃体和视网膜,可能引起牵拉性视网膜脱离(图 6-10A)。

- 混合 PFV:包括前 PFV 和后 PFV 的特征,其中一种亚型为主要病变。

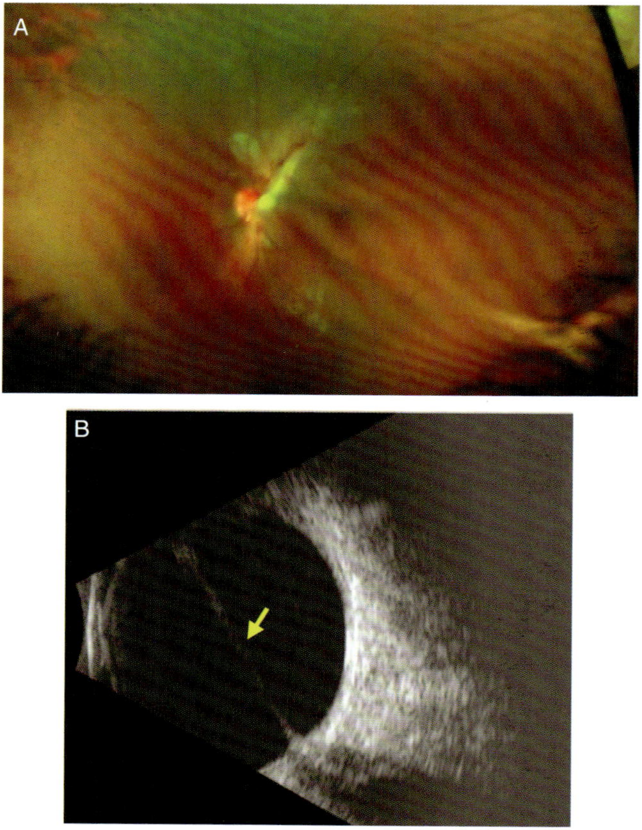

图 6-10 (A)眼底照片显示后部 PFV 综合征。(B)利用超声可以很容易地看到玻璃体来源的血管(箭头)。

体征和症状

视力丧失、白瞳症。

检查结果

白内障、斜视、睫状体突拉长、晶状体后纤维增殖膜；单侧小眼球很常见。

诊断依据

- B 超或 MRI：如果晶状体混浊，使眼底检查模糊，可看到玻璃体来源的血管（图 6–10B）。
- 视觉诱发电位（VEP）：如果有信号，可能支持牵拉性视网膜脱离患者采取更积极的治疗。
- FA 和 OCT：评估可能的视网膜发育不良的程度。

鉴别诊断

视网膜母细胞瘤、先天性白内障、ROP、Coats 病、眼弓形体病、诺里病、FEVR、色素失调症。

治疗

- 外科手术通常能为患者提供最好的视觉改善。
    - 如果白内障严重，应摘除晶状体并切断晶状体后纤维血管膜，以消除对视网膜的牵引力。
    - 在没有明显白内障的情况下，可采用保留晶状体的玻璃体切割术来分离玻璃体内残留玻璃体动脉。

X 连锁视网膜劈裂症

Turner D. Wibbelsman, Michael A. Klufas

- 主要影响男性双侧的遗传性疾病,男性患病率为 1:(5000~25 000)。
- 染色体上视黄素 RSI 基因(Xp22.1–p22.3)突变引起。

体征和症状

视力下降(通常在学龄时发现)。不常见:婴儿早期斜视/眼球震颤,远视比近视更常见。

检查结果

年轻患者黄斑中心凹呈车轮状囊样形态(图 6–11A);老年患者轻度 RPE 异常,黄斑中心凹反射迟钝约 50%的患者出现周边视网膜劈裂,颞下方更常见;血管鞘、微血管异常、新生血管形成;无支撑视网膜血管破裂致玻璃体积血;牵拉性或渗出性视网膜脱离;断裂可能导致孔源性视网膜脱离(图 6–11B);裂内出血。

诊断依据

- OCT:视网膜劈裂区经黄斑延伸至血管弓;从视网膜 NFL 到内核层的囊样改变;NFL 变薄(图 6–11C)。
- FA:黄斑无渗漏;老年男性 RPE 改变。
- 视网膜电图(ERG):b 波振幅显著降低,a 波正常,提示

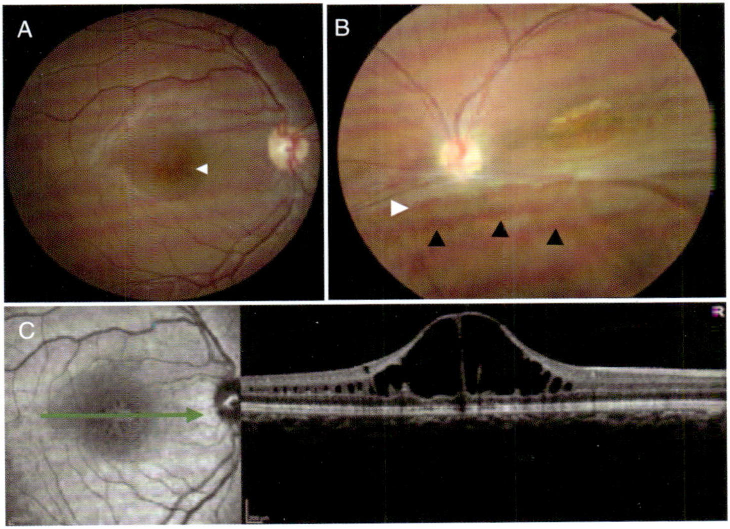

图 6–11　(A)X 连锁视网膜劈裂症患者的车轮状黄斑眼底照片。注意中心凹的“辐条轮”。(B)X 连锁视网膜劈裂症的眼底照片显示视网膜劈裂(黑色箭头)和穿过劈裂区域的无支撑血管(白色箭头)。(C)视网膜中心凹的光谱域–OCT 显示劈裂累及NFL 和内层视网膜。

Müller 细胞功能障碍。

- 患者及其家属的基因检测及家属的临床检查。

鉴别诊断

增强 S–锥体综合征(Goldmann-Favre 综合征)、早产儿视网膜病变、家族性渗出性玻璃体视网膜病变、色素性视网膜炎、诺里病、Stargardt 病、屈光/斜视性弱视。

治疗

- 局部应用碳酸酐酶抑制剂可改善某些患者的视网膜解剖和视觉功能。
- 手术:玻璃体切割术治疗持续性玻璃体积血;玻璃体切割术和(或)巩膜扣带术治疗视网膜脱离(牵拉性或孔源性)。

早发性严重视网膜营养不良和先天性 Leber 黑矇

Tomas S. Aleman

- Leber 先天性黑矇(LCA):一种异质性遗传性视网膜营养障碍,在 1 岁前导致严重的视力丧失。
- 早发性严重视网膜营养不良(EOSRD)、早发性视网膜变性(EORD)、儿童期发病的严重视网膜营养不良(SECORD)、儿童期发病的严重视网膜营养不良和青少年视网膜炎,用于 LCA 重叠,但在儿童期较晚出现的疾病进行分类。
- 综合征形式:Bardet-Biedl(肥胖、多指畸形、认知障碍、泌尿生殖系统和肾脏异常)、朱伯特综合征(大脑异常、低张力、发育迟缓)、梅克尔(肾囊肿、中枢神经系统异常、肝脏异常和多指畸形)、西尼尔-勒肯(肾病)、圆锥肾(锥形指骨骺和小脑发育不全)。
- 多为常染色体隐性遗传,患病率为(2~3)/10 万人。

体征和症状

视力丧失、注意力不集中、眼球震颤、行走困难、畏光、夜盲症、持续盯着亮光、眼睛注视(Ftanceschetti 眼-数字标志)。

检查结果

- 眼前段:LCA 中瞳孔反应迟缓;圆锥角膜,可能(CRB1-和 AIPL1-EOSRD)相关;先天性白内障;后囊下白内障。
- 眼后段:早期眼底检查正常或仅限于色素沉着、伴或不伴白色斑点改变;随后色素性视网膜病变发展为视神经蜡黄、小动脉变细和全视网膜色素性改变(图 6-12A 和图 6-12B)。

诊断依据

- 动态视野检查(Goldmann):大多数 LCA 患者无法检测到视野,严重的全视野缩窄。
- 色觉:无法察觉或严重异常。
- 瞳孔测量:瞳孔反应不敏感。
- 全视野敏感度测试(FST):敏感度损失通常超过 30dB。
- OCT:局限性或弥漫性光感受器外节段丢失和外核层变薄,这些可能被重构而增厚的内层视网膜所掩盖。在某些情况下,尽管视力严重下降,OCT 仍可能正常(GUCY2D-EOSRD,图 6-12C 和图 6-12D)。
- 短波长眼底自发荧光(AF)成像:正常眼底后极被周围弱自发荧光区域所包围。在中心区受累为主的疾病类型中,可能存在中心区自发荧光降低或减弱到无法检测(RPE65-LCA)。

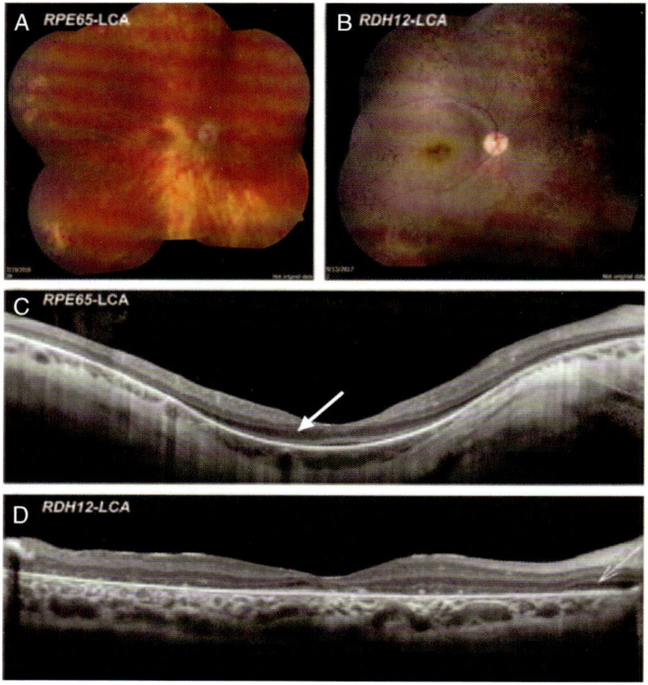

图 6-12 2 例患者的广角眼底照片，分别代表 LCA 两种致病基因。(A)中心区相对保留（RPE65-LCA）与（B）中心区受累为主的 LCA（RDH12-LCA）。(C)光谱域-OCT 显示 RPE65-LCA 的中心凹/旁中心凹区域的外核层保留(箭头)。(D)相反，RDH12-LCA 外核层近视盘周围保留更完好(箭头)。

- ERG：波幅极低或无法检测。

鉴别诊断

色盲、视锥-视杆细胞营养不良、神经元蜡样脂褐质沉积症、过氧化物酶体生物发生障碍(脑肝肾综合征、新生儿肾上腺脑白质营养不良、婴儿雷夫叙姆病);遗传性玻璃体视网膜病(家族性渗出性玻璃体视网膜病、Wagner-Stickler 综合征);神经眼科疾病伴视网膜病变和视力丧失、无脂蛋白血症、色素性视网膜炎。

治疗

- FDA 批准 RPE65-LCA 视网膜下注射的基因疗法[Luxturna (voretigene neparvovec-rzyl)]可显著改善症状。
- 其他几种有希望的基因治疗方法正在试验中。

色素失调症

Raymond Ko,Michael Dollin

- 罕见,X 连锁显性遗传性疾病,也称为 Bloch-Sulzberger 综合征。
- 80%检测到 IKBKG 基因突变。
- 在家族病例中,男性患者生育,所育男孩均为正常人,所育女孩均为患儿;女性患者生育,所育男孩 50%为正常人,所育女孩 50%为正常人。

体征和症状

视力丧失可能很严重,斜视。

检查结果

- 眼部(35%)——增生性视网膜血管病变:通常为单侧或明显不对称;以视网膜缺血、动静脉短路、新生血管形成和视网膜出血为特征(图6–13);快速进展可能导致牵拉性或渗出性视网膜脱离和晶状体后膜;白内障、视网膜中心凹发育不全、视神经发育不全或萎缩、眼球震颤。
- 皮肤(100%)——进行性皮肤损伤:出生时外观正常;在婴儿时期数周至数月内,四肢或躯干可见到大小不等的疱疹,可进展为皮肤呈螺旋状、线条状、网状、大理石花纹样

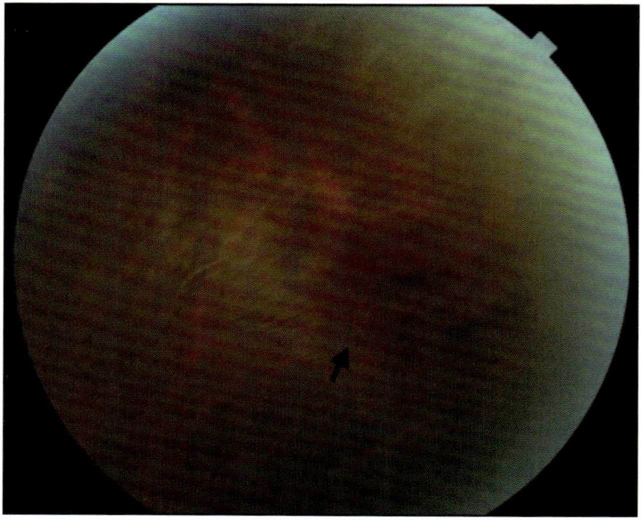

图6–13 色素失调症患者视网膜周围新生血管形成伴视网膜前出血(箭头)。

黄褐色或灰黑色色素沉着；成人可见斑片状色素减退伴皮肤萎缩。

- 牙齿（70%）：牙齿缺失和畸形。
- 神经系统（30%）：癫痫发作和运动障碍最为常见。

诊断依据

- FA：视网膜黄斑中心凹无血管区扩大，周边强荧光伴新生血管渗漏，相邻视网膜无血管区的弱荧光（图 6-14）。
- OCT：内层视网膜变薄，外丛状层不规则。
- OCT 血管造影：血管密度降低，血管袢异常，血管丛内血流减少。

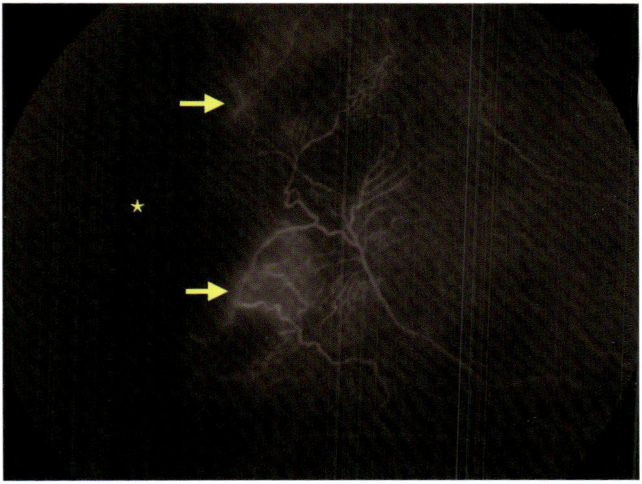

图 6-14　FA 显示视网膜无血管区（星号），以及在灌注和非灌注视网膜交界处的视网膜血管吻合和新生血管（箭头）。

鉴别诊断

早产儿视网膜病变、家族性渗出性玻璃体视网膜病变、诺里病、Eales 病、镰状红细胞性视网膜病变。

治疗

- 视网膜无血管区的激光光凝或冷凝治疗。
- 若为视网膜脱离,进行有或无巩膜扣带的 PPV。
- 玻璃体内抗 VEGF 注射的潜在作用正在研究中。

第7章

创伤相关性视网膜病变

视网膜震荡

Musa Abdelaziz, Eric D. Weiche

视网膜震荡是继发于直接钝性眼外伤的自限性视网膜水肿混浊。

体征和症状

近期创伤后视力下降、疼痛。

检查结果

视网膜黄斑区(Berlin 水肿)和(或)黄斑周围视网膜乳白色混浊(图7–1A);视网膜、视网膜前和(或)视网膜下出血。

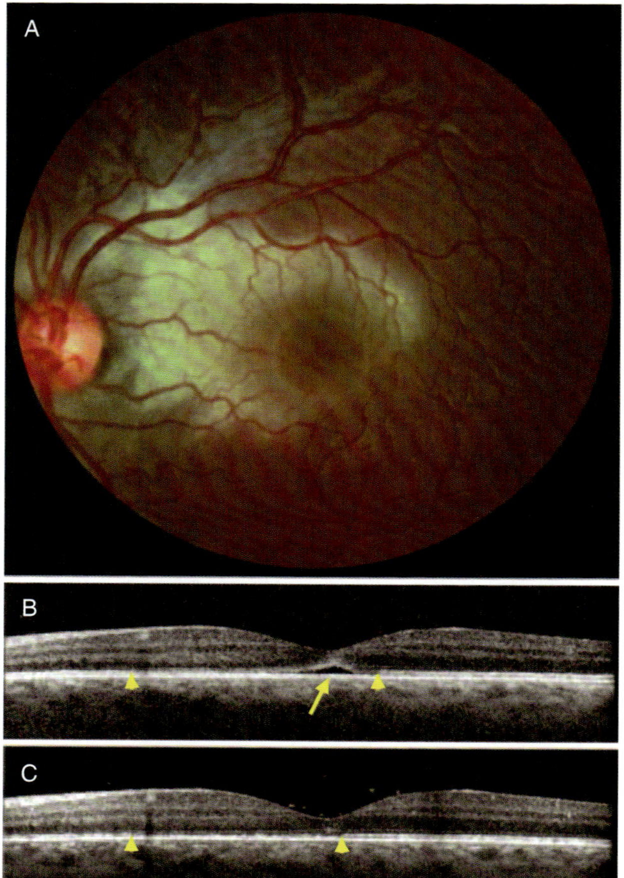

图 7–1 视网膜震荡。(A)彩色眼底照片显示黄斑区视网膜乳白色混浊伴 Berlin 水肿。(B)视网膜震荡急性期 OCT 显示椭圆体带(三角箭头之间)和视网膜下积液(箭头)。(C)1 周后 OCT 显示视网膜下积液吸收,但椭圆体带不连续加重(三角箭头之间)。(Reprinted with permission from William E. Benson, MD.)

诊断依据

光学相干断层扫描(OCT):早期创伤后感光层(椭圆体带)高反射,随后感光层变薄(图 7-1B 和图 7-1C)。

鉴别诊断

脉络膜裂伤、脉络膜视网膜炎、创伤性视网膜裂孔、Purtscher 视网膜病变。

治疗

除观察外,无其他治疗方法。

脉络膜裂伤

Kevin Broderick,Eric D. Weichel

通常由于钝挫伤导致脉络膜、视网膜色素上皮(RPE)和 Bruch 膜撕裂。

体征和症状

视力减退、视物变形;若病灶未累及黄斑中心,则无症状。

检查结果

黄白色弧形病灶,凹面朝向视盘,与视盘呈同心圆排列,常伴有视网膜下出血,早期破裂可能难以发现;慢性期边缘色素沉着;若出现脉络膜新生血管(CNV)形成,则有新的出血或视网膜下积液(图 7-2A)。

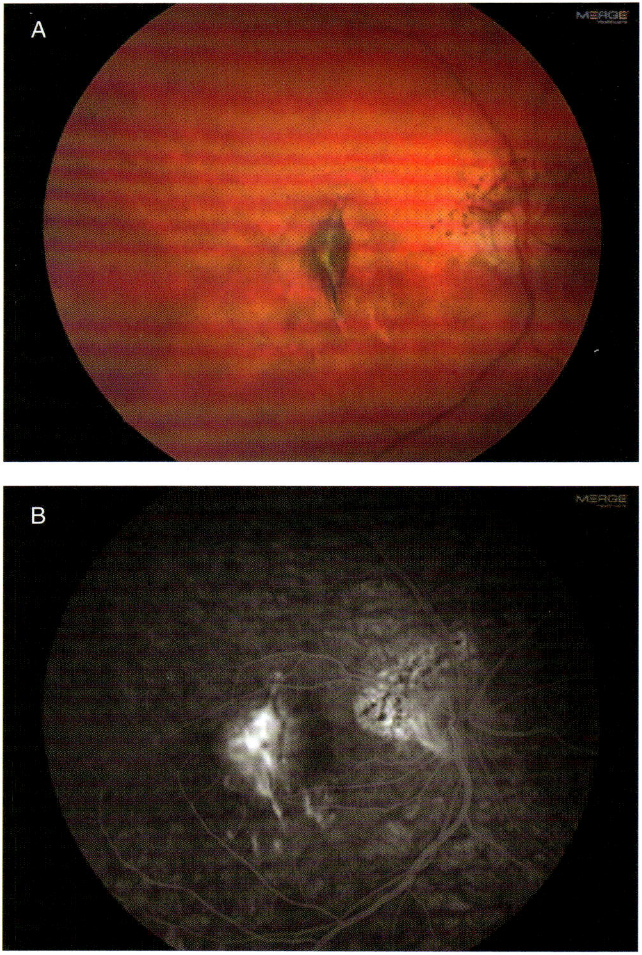

图 7–2 （A）16 岁男性患者，1 个月前右眼遭受钝性外伤，彩色眼底照片显示累及黄斑的脉络膜裂伤。（B）FA 显示脉络膜裂伤附近的晚期渗漏与活跃 CNV 一致。

诊断依据

- OCT：视网膜色素上皮层连续性中断，视网膜下出血时可见视网膜下高反射物质，CNV 时可见视网膜下积液。
- 荧光素血管造影：急性期可能仅见出血遮挡荧光，未见破裂灶；破裂愈合期表现为早期弱荧光和晚期强荧光染色；如果 CNV 形成，则有明确的早期强荧光伴晚期渗漏(图 7-2B)。
- 眼底自发荧光：破裂区自发荧光减弱，破裂周围自发荧光增强，出血时自发荧光被遮蔽。

鉴别诊断

血管样条纹、漆样裂纹。

治疗

- 孤立性脉络膜裂伤：定期复查常规项目和 Amsler 方格表以检测 CNV。
- CNV：玻璃体内抗血管内皮生长因子(VEGF)治疗是一线治疗；若在中心凹外，则采用激光光凝；光动力学治疗。

弹伤性脉络膜视网膜病变

Turner D.Wibbelsman，Michael A. Klufas

弹伤性脉络膜视网膜炎是高速弹射物(如小球、笔芯、子弹)造成的视网膜和脉络膜外伤(“冲击波”)。

体征和症状

视力改变因损伤部位和严重程度不同而各异。

检查结果

全层视网膜和脉络膜破裂，脉络膜和视网膜出血（视网膜下、视网膜内和视网膜前），玻璃体积血，愈合的破裂部位遗留白色的纤维化瘢痕和 RPE 改变（图 7-3）。

诊断依据

- B 超扫描：评估眼球完整性，以发现是否存在破裂。
- CT：协助定位弹射物，识别伴随的眼眶损伤，应进行薄层（1mm）扫描，以排除隐匿性眼球穿透伤/眼内异物（IOFB）。

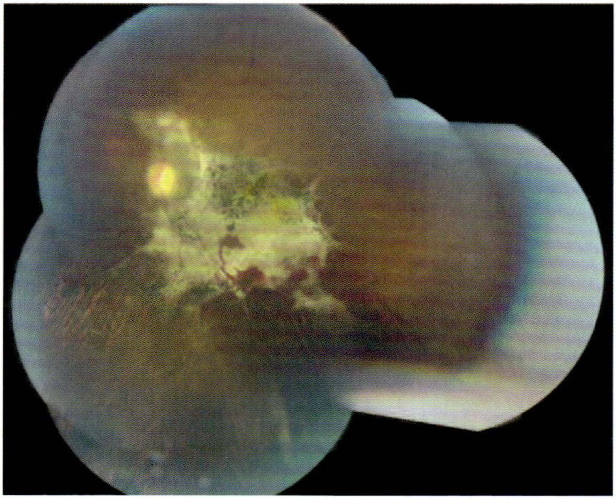

图 7-3 弹伤性脉络膜视网膜病变，颞下见视网膜白色的纤维化瘢痕和色素改变伴视网膜下出血。

- OCT:全层破裂可能出现高反射。

鉴别诊断

眼球破裂、脉络膜裂伤、IOFB。

治疗

- 初步观察：纤维胶质瘢痕可以融合视网膜和脉络膜组织，减少视网膜脱离(RD)的机会。
- 可考虑局部给予类固醇和(或)睫状肌麻痹剂以缓解疼痛/睫状肌痉挛。
- 如果持续性玻璃体积血或 RD,则进行玻璃体切割术。

玻璃体基底部撕脱

Ehsan Rahimy

- 玻璃体基底部撕脱是眼外伤的病理表现。
- 钝性眼外伤时眼球正位压迫导致赤道扩张,可能引起玻璃体基底部与视网膜和平坦部撕脱。
- 多见于鼻上和颞下象限。

体征和症状

视物模糊、飞蚊症、闪光感,若合并视网膜脱离(RD),则可出现进行性周围视野缺损。

检查结果

裂隙灯检查可见卷曲或腊肠样的玻璃体凝结悬于视网膜侧(图 7–4);如病变广泛,可在玻璃体前部见到潜在的相关发现:虹膜炎、房角后退、外伤性白内障、玻璃体积血、前玻璃体色素、后玻璃体脱离、视网膜震荡、视网膜内出血、脉络膜裂伤、睫状体分离、RD。

鉴别诊断

睫状体分离、周边 RD。

治疗

用巩膜凹陷的方法对患者进行全面检查，并对高危RD

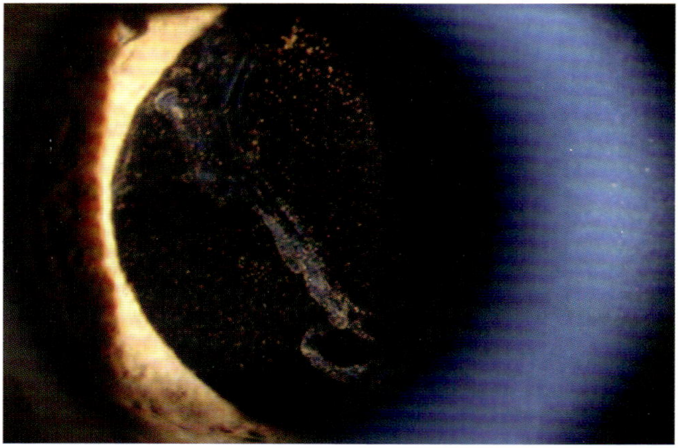

图 7–4　裂隙灯检查可见卷曲的玻璃体增殖条索，附着视网膜色素颗粒,提示玻璃体基底部撕脱。(Reprinted with permission from William E. Benson, MD.)

患者进行密切随访。

视网膜光损伤

M. Ali Khan

- 视网膜长期暴露在强光下会导致自由基和氧化损伤。
- 常见原因：日光性视网膜病变、焊工黄斑病变、手术照明[手术显微镜和(或)内照明灯]、意外手持激光损伤。
- 风险因素：年龄小，使用光敏或非法药物，精神状态受损(长期凝视太阳)，透明的人工晶状体。

体征和症状

视力减退、中心暗点、色觉障碍。

检查结果

黄斑中心凹黄白色小点改变，随时间逐渐消退(图 7-5)。随光暴露程度加强，可能会出现大面积的视网膜水肿混浊，并发角膜炎。继发表现：损伤后可出现 CNV、视网膜下出血(图 7-6A)、内界膜下出血、黄斑裂孔和视网膜前膜。

诊断依据

- FA：最初可能看起来正常，但 RPE 萎缩区域可能存在斑点状的强荧光和弱荧光区域(图 7-6B)。
- OCT：明确的视网膜外层光感受器层或椭圆体带断裂；视网膜外层的高反射垂直带和低反射腔(图 7-6C)。

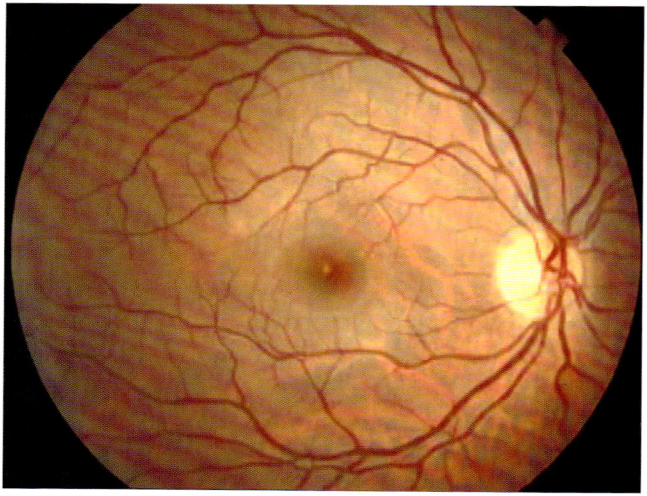

图 7–5 日光性视网膜病变眼底照片显示黄斑中心凹病变。

- 自发荧光：由于局灶性或弥漫性 RPE 萎缩而形成的中心强荧光、周围弱荧光。

鉴别诊断

黄斑假性裂孔、黄斑营养不良、年龄相关性黄斑变性、硝酸烷基(popper)相关性黄斑病变、色盲。

治疗

- 任何继发性 CNV 的监测和治疗。
- 降低风险：教育、安全设备和监管标准。

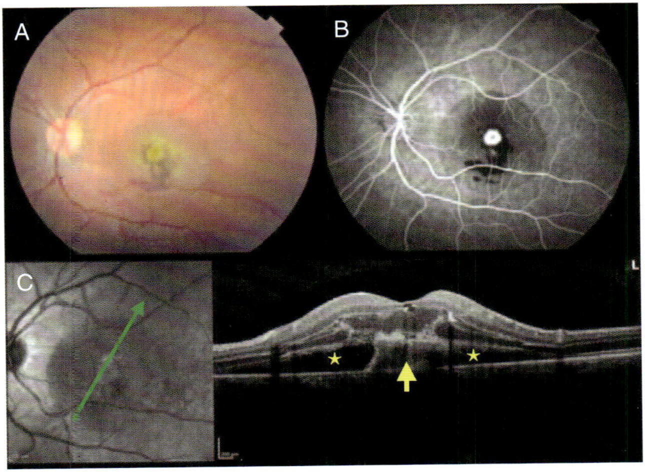

图 7–6　(A)中心凹激光损伤眼底照片显示渗出物、视网膜下积液和视网膜下出血。(B)FA 显示损伤部位中心强荧光，周围因出血而呈弱荧光。(C)OCT 证实视网膜增厚、视网膜外层断裂，与渗出和出血相对应的中心凹下高反射物质(箭头)，以及周围来自视网膜下积液的低反射(星号)。

Valsalva 视网膜病变

Hannah Levin，Jason Hsu

- 单侧或双侧视网膜表层毛细血管破裂。
- 继发于眼内静脉压的急性升高，这是由于剧烈运动致胸腔内压力增加，如有氧运动、举重、性活动、便秘、外科手术、呕吐、咳嗽、分娩等。

- 风险因素包括血管疾病史和眼静脉闭塞史。

体征和症状

突然无痛的视力丧失;中心暗点,可能无症状。

检查结果

内界膜（ILM）下黄斑区边界清晰或圆形的视网膜前出血，但偶尔可见玻璃体下方或玻璃体内积血（图 7-7A 和图 7-7C）。

诊断依据

- OCT:出血位于内界膜和神经纤维层之间,且病灶处内界膜与正常视网膜内界膜相连呈高反射条带(图 7-7B 和图 7-7D)。
- B 超:如果玻璃体积血使屈光间质,评估视网膜脱离或撕裂。
- FA:排除其他原因引起的视网膜出血。

鉴别诊断

视网膜大动脉瘤、糖尿病性视网膜病变、高血压性视网膜病变、静脉闭塞、贫血、视网膜撕裂、玻璃体后脱离。

治疗

- 先观察,因为大多数病例能够自发缓解。
- 如果出血不能及时清除，可考虑玻璃体切割术或采用 Nd:YAG 激光在内界膜上开口使积血流出。

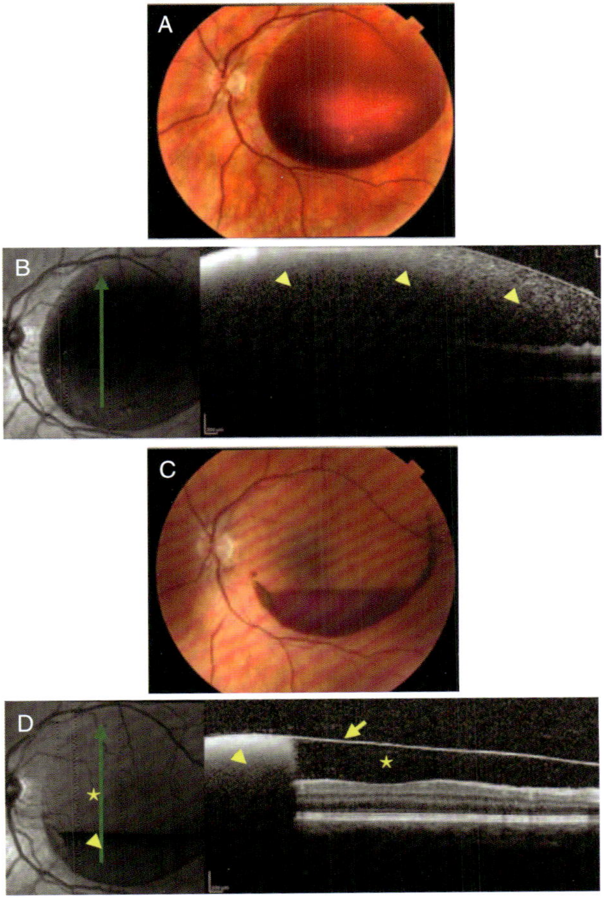

图 7–7　Valsalva 视网膜病变。（A）Valsalva 应激 2 周后眼底照片显示视网膜前黄斑区大量出血。（B）相应的 OCT 显示内界膜下出血（三角箭头）遮蔽下方视网膜。（C）6 周时，出血消退，呈船状。（D）相应的 OCT 显示视网膜前出血向下分层（三角箭头）、内界膜下间隙（星号）和分离的内界膜（箭头）。

摇晃婴儿综合征

Connie M. Wu，Michael A. Klufas

- 婴儿在受到持续摇晃而对其脑部产生的损害，通常没有钝性头部撞击。
- 通常为双侧（不对称者<20%，2%为单侧），外部创伤的迹象不一定存在。
- 通常发生在 1 岁以下的儿童，大于 3 岁者少见。

体征和症状

新发癫痫、易激惹、食欲或行为改变、精神状态改变、瘀斑、嗜睡、发育迟缓。

检查结果

视网膜出血（各层）占 85%（图 7–8），玻璃体积血少见，内界膜下出血，黄斑水肿和（或）黄斑劈裂，肋骨或长骨骨折，蛛网膜下隙出血和硬膜外出血。

诊断依据

- B 超：致密玻璃体积血时有用。
- OCT：检测视网膜劈裂和黄斑劈裂。
- 头部和眼眶 CT/磁共振成像（MRI）评估颅内出血、骨骼检查和（或）骨骼扫描。
- 实验室：全血细胞计数、凝血酶原时间/国际标准化比值、部

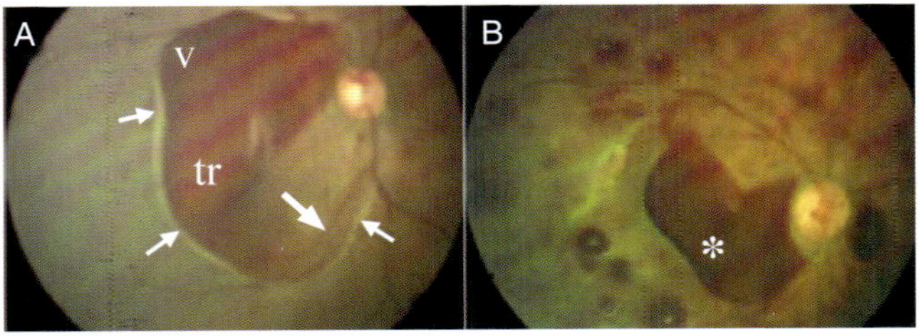

图 7-8　(A)创伤性黄斑区视网膜劈裂边缘伴视网膜皱褶(细箭头),破裂区内界膜下隙出血(tr)和玻璃体积血(v)。注意血管沿病变区域走行(粗箭头)。(B)后极视网膜大量出血,伴有视网膜前/玻璃膜下出血(星号),但无视网膜皱褶或视网膜破裂的迹象。(Reprinted with permission from Alex V. Levin, MD, MHSc.)

分凝血活酶时间;可选检查包括纤维蛋白原、D-二聚体、凝血因子水平、血管性血友病因子。

鉴别诊断

与其他超急性颅内压升高相鉴别,如产伤(尤其是使用产钳分娩)、血液系统恶性肿瘤(如白血病)、严重高血压、颅内动脉瘤破裂。

治疗

- 儿科会诊评估是否儿童被虐待或神经发育迟缓。
- 治疗全身症状(如骨折、脑外伤、相关并发症)。
- 在罕见的密集玻璃体积血病例中,如果怀疑弱视,可考虑玻璃体切割术。
- 预后很大程度上取决于相关脑损伤的程度。瞳孔对光反射差、视力差和视网膜出血与婴儿死亡率高有关。

眼－脑综合征

Jason Hsu

- 眼内出血，通常为双侧，与自发性或创伤性颅内出血有关。
- 约20%的患者伴急性颅内出血，仅3%~5%有明显的玻璃体积血。
- 最常见的原因：蛛网膜下隙和（或）硬脑膜下出血相关。

体征和症状

视力模糊，因眼内出血程度不同而不同。

检查结果

多发性的，通常为双侧的视网膜出血，通常较表浅（如内界膜下或玻璃膜下出血，图7-9），玻璃体积血。晚期表现：视网膜前膜、黄斑裂孔、视网膜皱褶。罕见表现：牵拉性或孔源性视网膜脱离。

诊断依据

- B超：如果有玻璃体积血，可有助于排除视网膜脱离。
- CT扫描：评估颅内出血。

鉴别诊断

Purtscher视网膜病变、摇晃婴儿综合征、Valsalva视网膜病变、血液系统恶性肿瘤。

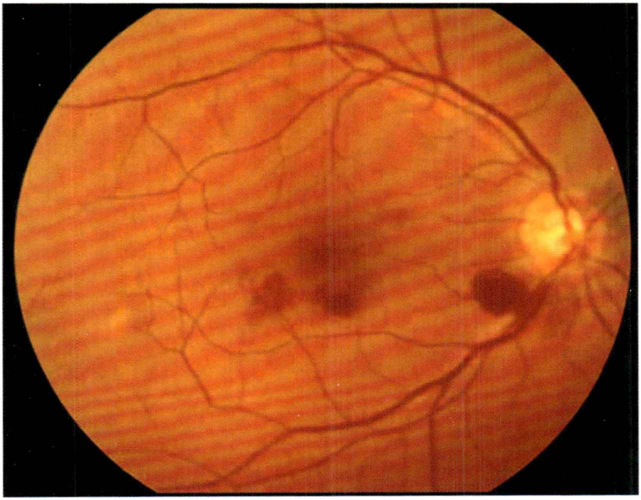

图 7–9　彩色眼底照片显示眼–脑综合征的特征性黄斑前出血。

治疗

- 先观察,因为出血可能会自行消失。
- 玻璃体切割术:如玻璃体和(或)视网膜前、下出血未清除,或视网膜脱离。

Purtscher 视网膜病变和 Purtscher 样视网膜病变

Anthony Obeid,Carl D. Regillo

- Purtscher 视网膜病变:继发于颅脑或胸部创伤。Purtcher 样视网膜病变：与非创伤性病因相关，如胰腺炎、胰腺癌、肾衰竭、结缔组织病（系统性红斑狼疮、硬皮病、皮肌炎）、栓塞（脂肪、空气、羊水）、冷球蛋白血症、溶血尿毒症综合征、血栓性血小板减少性紫癜、溶血酶/肝功能异常/低血小板（HELLP）综合征和先兆子痫。
- 可能是由于脂肪栓塞或补体激活伴白细胞聚集引起了毛细血管前小动脉微栓塞导致。
- 双侧约占 60%。

体征和症状

视力丧失（约 54%病例≤20/200）；中心、近中心或弓形暗点；症状可能会延迟 24~48 小时。

检查结果

- 常见表现：视盘周围或后极棉絮斑（约 93%）、视网膜出血（约 65%）、Purtscher 斑（视神经周围及后极视网膜出现多发成融合的灰白色病灶，一簇簇的，不影响邻近小动脉的区域约 50%；图 7-10A）。
- 较少见的表现：假性樱桃红斑（约 26%）、黄斑水肿（约 22%）、视盘肿胀（约 16%）。
- 随访检查可显示急性表现、视神经萎缩和 RPE 色素移动。

诊断依据

- FA：可能显示视网膜荧光遮蔽（继发于视网膜棉絮斑或出血）、无灌注（约 70%）、视网膜缺血（约 70%）、血管充盈缓慢（约 45%）；较少见的表现包括早期弱荧光（约 20%）、缺血区域晚期渗漏（约 20%）、视盘周围染色（约 16%；图

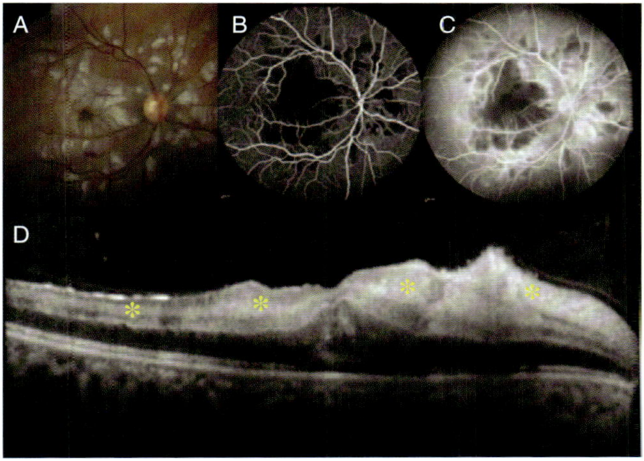

图 7-10　(A)眼底照片显示多处棉絮斑、Purtscher 斑和少量视网膜出血。(B)中期荧光素血管造影显示与视网膜棉絮斑相对应的荧光遮蔽。(C)晚期荧光素血管造影显示视网膜血管染色和缺血区域晚期渗漏。(D)OCT 显示视网膜内层高反射(星号)和黄斑水肿。

7-10B 和图 7-10C)。

- 眼底自发荧光:视网膜灰白色病灶自发荧光减弱,视网膜血管自发荧光过度。
- OCT:视网膜内层高反射;其他表现包括黄斑水肿和椭圆体带断裂(图 7-10D)。
- OCT 血管造影:浅、深层毛细血管丛均无血流。

鉴别诊断

视网膜震荡、视网膜中央或分支动脉闭塞、高血压性视网膜病变、糖尿病性视网膜病变、HIV 视网膜病变。

治疗

- 识别和治疗相关的系统性疾病。
- 在发病后的前 2 个月视力改善的潜在预测因素包括男性、黄斑水肿和病因(创伤和胰腺炎与其他病因相比有更大的改善可能)。

第 8 章

药物相关性视网膜病变

结晶样视网膜病变

Hannah Levin, Jason Hsu

视网膜上结晶沉积物分布不均导致结晶样视网膜病变，其取决于相关原因(图 8-1 和表 8-1)。

体征和症状

视力下降的程度因相关原因而异，可为无症状，轻者表现为视力或色觉轻度下降，严重者视力丧失。

检查结果

因病因不同，眼科检查结果各异(表 8-1)。

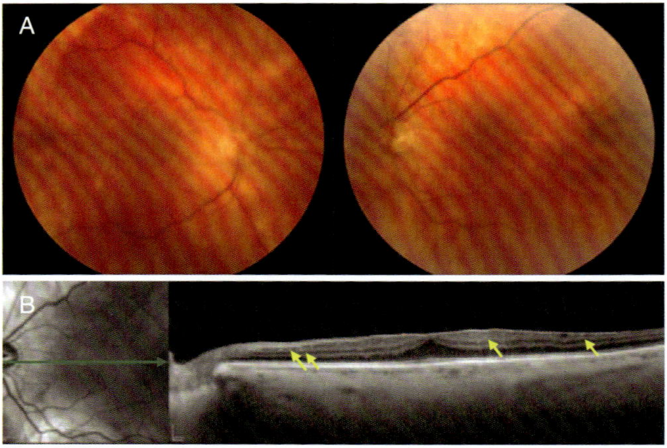

图 8–1 角黄素结晶样视网膜病变。(A)眼底照片显示中心凹周围有双侧环形结晶体。(B)OCT 显示结晶在内层视网膜(箭头)。患者有口服角黄素用于治疗晒黑的病史。

诊断依据

- 光学相干断层扫描(OCT):描述视网膜内结晶样沉积物深度和相关视网膜色素上皮(RPE)萎缩、玻璃体积血、视网膜变薄、黄斑囊样水肿、椭圆体带(EZ)断裂(图 8–1B)。
- 荧光素血管造影(FA):确定水肿、无灌注、萎缩、渗漏、中心凹无血管区扩大等并发表现。
- 视网膜电图:在特定条件下(如他莫昔芬和胱氨酸病相关结晶)可能出现振幅下降。
- 色觉:在特定条件下可能会受到影响。

表 8-1　结晶样视网膜变性

视网膜病相关药物	体征和症状	检查结果	诊断依据	治疗
他莫昔芬	无症状或视力与色觉减退。累积剂量> 100g会升高风险	黄白色结晶样物质沉积于视网膜内黄斑中心凹周围	OCT:神经纤维层和内丛状层有高反射结晶,有时伴有黄斑囊样水肿 FA:无渗漏	减少剂量或停用他莫昔芬。视力和水肿得到改善,但结晶可能仍然存在
角黄素(图 8-1)	无症状	视网膜中心凹周围有金色结晶	OCT:黄斑鼻侧外丛状层高反射结晶 FA:正常	停止用药
甲氧氟烷(二氟二氯乙基甲醚)	现已逐渐被淘汰的麻醉剂。可引起草酸钙沉积而致肾功能受损	视网膜色素上皮层血管内或内层视网膜血管周围有明亮的黄白色结晶	FA: 视网膜色素上皮层沉积物窗样缺损	避免使用此药物;治疗相关肾脏疾病
呋喃妥因	尿路感染,长期使用后会导致视力小幅度逐渐下降	双侧视网膜后极部环状反光沉积物		避免长时间应用或停药
滑石粉	无症状或视力下降伴有长期静脉用药史	中心凹周围血管和微血管异常出现黄色或白色混浊	OCT:视网膜内层变薄和高反射点 FA:无灌注,有新生血管,中心凹无血管区扩大	停止用药;若有新生血管形成,进行全视网膜光凝术

(待续)

表 8-1(续)

视网膜病	体征和症状	检查结果	诊断依据	治疗
全身性				
胱氨酸病	常染色体隐性遗传性溶酶体病→胱氨酸沉积 视力障碍和畏光在婴儿型(早发肾病型)最为严重,在青少年型(迟发肾病型)和成年型则较轻微	在一些婴儿型和青少年型病例中,视网膜后极部有黄色结晶,伴RPE萎缩和斑点状阴影。角膜结晶可能存在于各型中	OCT:视网膜各层均有高反射点,中心凹下低反射 ERG:振幅降低	半胱胺滴剂可预防角膜结晶形成,防止疾病进展
高草酸尿症	常染色体隐性遗传性乙醛酸代谢障碍→草酸钙结晶 视力下降可能是由于视神经萎缩引起	双侧黄斑黄色结晶,常位于黄斑周围,伴有RPE萎缩或局限性黑色环形病变	OCT:视网膜各层均有高反射点,病变位于RPE层以上 FA:与结晶有关的环状强荧光	口服维生素B_6、枸橼酸或肾移植可减少沉积物,但视力丧失可能无法逆转
Sjögren-Larsson综合征	畏光,中度双侧视力损伤。本病是一种全身性疾病,主要特征为智力障碍、鱼鳞癣和痉挛性双瘫	黄斑中心凹周围黄白色的点状结晶,伴有斑驳的黄斑区色素紊乱	OCT:结晶主要在内核层和外层丛状层;囊样黄斑水肿;椭圆体带断裂;RPE萎缩 FA:窗样缺损,中心凹无血管区扩大	脂肪限制和中链脂肪酸补充剂

(待续)

表 8-1(续)

视网膜病	体征和症状	检查结果	诊断依据	治疗
栓塞性疾病	由于视网膜血流受阻而造成短暂性或持续性视力丧失	视网膜小动脉中的白色(钙)或橙黄色(胆固醇)结晶		检查是否有颈动脉粥样硬化(胆固醇)或钙化性主动脉狭窄(钙)
原发性眼病				
结晶样视网膜变性	视力下降,视野缩小,夜盲。眼部脂肪酸 ω-氧化的遗传缺陷	视网膜后极部及赤道部有黄白色结晶,伴有RPE萎缩,可能有角膜结晶	OCT:高反射结晶主要存在于RPE和Bruch膜中;椭圆体带断裂,视网膜外层和RPE缺失 FA:窗样缺损,弱荧光改变 ERG:振幅降低	尚无有效疗法;病情进一步发展可致严重的视力损害。合并脉络膜新生血管形成和黄斑囊样水肿可进行治疗
特发性黄斑中心凹旁毛细血管扩张症	主要是由视网膜新生血管和(或)萎缩引起的视力丧失	旁中心凹细小白色或金色结晶,中心环保留,伴有黄斑色素脱失。可能存在视网膜下新生血管和其他黄斑异常	OCT:视网膜内高反射点、黄斑囊样水肿、中心凹萎缩 OCT-A:毛细血管丛血管扩张和(或)改变 FA:毛细血管渗漏	若有新生血管形成,给予抗VEGF治疗

(待续)

表 8-1(续)

视网膜病	体征和症状	检查结果	诊断依据	治疗
先天性				
西非结晶性黄斑病变	无症状，出现于西非裔老年患者中	黄绿色结晶聚集在中心凹处	OCT:Henle 层和视网膜内层高反射点	无
白点综合征	通常无症状	中心凹双侧环状黄白色结晶	OCT:视网膜内层高反射颗粒	无

鉴别诊断

- 视网膜内结晶——药物相关：他莫昔芬、角黄素、甲氧氟烷、呋喃妥因、滑石粉；全身性：胱氨酸病、Sjögren-Larsson 综合征、栓塞性疾病；原发性眼病：特发性黄斑中心凹旁毛细血管扩张症、慢性视网膜脱离；特发性：西非结晶性黄斑病变、白点综合征；医源性：Tano 刮刀视网膜手术史。
- 视网膜下结晶：结晶样视网膜变性、钙化型玻璃膜疣、高草酸尿症。

治疗

根据病因采取相应的预防、监测和治疗(表 8-1)。

氯喹/羟氯喹视网膜病变

David Xu，James F. Vander

- 风险随剂量、使用时间、体重减轻、并发肾脏疾病和视网膜疾病而增加。
- 羟氯喹每日剂量>5mg/kg 或氯喹每日剂量>3mg/kg 会升高风险。

体征和症状

疾病早期和中期可能无症状；晚期毒性伴有双侧视力模糊、夜盲、视野缺损和色觉减弱。

检查结果

通常双侧对称；早期毒性反应眼底表现可正常，或出现旁中心凹颗粒状色素脱失和中心凹光反射减弱；晚期毒性反应导致黄斑区“牛眼样”外观（旁中心凹 RPE 萎缩）。

诊断依据

- 视野测量：旁中心暗点。
- OCT：早期轻度椭圆体带不连续，后为旁中心凹椭圆体带消失和外层视网膜萎缩（“飞碟征”）（图 8-2A）。
- 多焦视网膜电图：旁中心振幅消失。
- 眼底自发荧光：早期旁中心凹强自发荧光，晚期自发荧光减弱（图 8-2B）。

鉴别诊断

Stargardt 病、年龄相关性黄斑变性、视锥细胞或视锥-视杆细胞营养不良、Bardet-Biedl 综合征。

治疗

- 筛查：患者应接受基线视网膜评估检查，包括光谱域-OCT

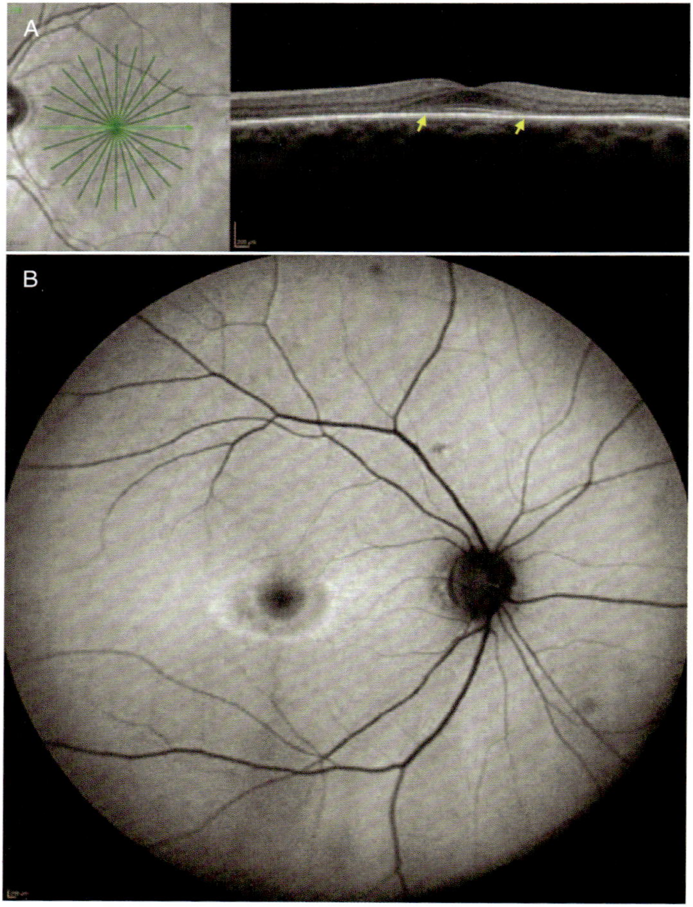

图 8–2　羟氯喹中毒。(A)OCT 显示旁中心凹和黄斑椭圆体带变薄和衰减(箭头之外)。(B)另一位患者的眼底自发荧光在相对早期毒性反应时表现为“牛眼样”的旁中心凹强自发荧光。

和自动视野计检查(中央 10°,白色视标检查,东亚患者应进行 24°视野检查,因为毒性可能影响黄斑之外),并在治疗后 5 年内接受每年 1 次的筛查。

- 在第一次出现毒性症状时立即停止用药,即使停药后病情也可能会进展。

吩噻嗪类相关视网膜病变

Adam T. Gerstenblith

- 吩噻嗪类相关视网膜病变为 RPE 中药物积累引起的色素性视网膜病变。
- 最常见的原因为硫利达嗪剂量超过 800mg/d，氯丙嗪则非常罕见。

体征和症状

早期视物模糊、晚期视野缺损和夜盲。

检查结果

早期:黄斑 RPE 点状沉着。晚期:弥漫性、特征性圆形斑片状 RPE 萎缩,可能与无脉络膜症或结晶样视网膜变性相混淆(图 8-3)。

诊断依据

- 眼底自发荧光:RPE 和脉络膜血管层环形萎缩，伴强和弱自发荧光区。

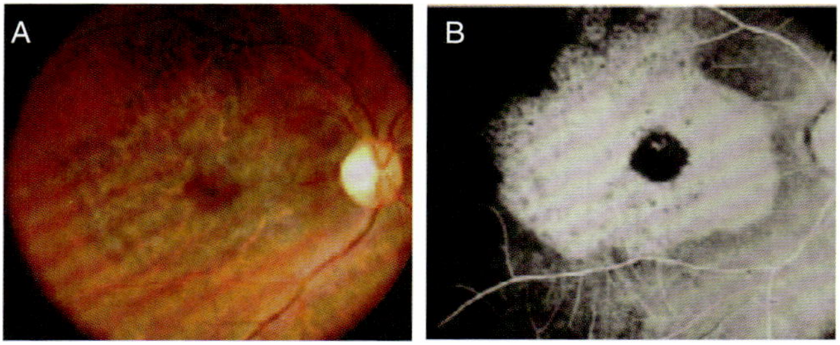

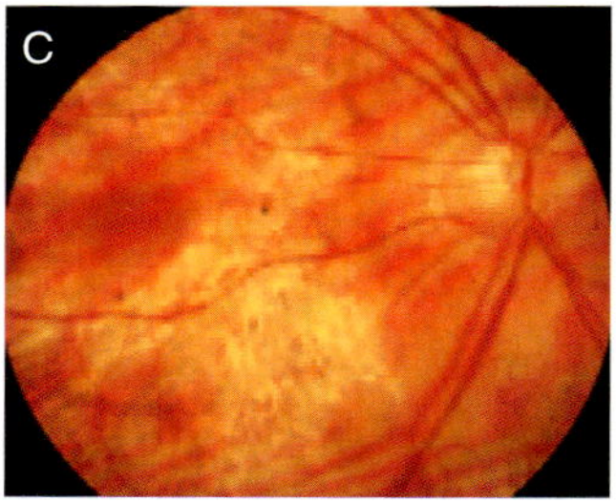

图 8–3 （A）眼底照片显示亚急性硫利达嗪中毒，显示 RPE 萎缩和点状阴影。（B）FA 显示相应的明确的边界清楚的强荧光，与窗样缺损一致。（C）慢性硫利达嗪中毒，呈环状 RPE 萎缩。（Reprinted with permission from James F. Vander, MD.）

- OCT：外层视网膜缺损。

鉴别诊断

氯喹衍生物相关视网膜病变、先天性风疹、先天性梅毒、Kearns-Sayre 综合征、色素性视网膜炎、无脉络膜症、白化病、Leber 先天性黑矇、遗传性脉络膜视网膜营养不良。

治疗

对于部分患者，停药可使视觉功能得到改善，但数年后仍然可能出现进行性萎缩和视力丧失。

MEK 抑制剂相关视网膜病变

Christopher M. Aderman

- 抑制丝裂原活化蛋白激酶/细胞外信号调节激酶(MAPK/ERK)的一类化疗药物,包括曲美替尼、考比替尼和比美替尼,被 FDA 批准用于治疗 BRAF 基因突变的晚期黑色素瘤。
- 视网膜病变与急性 RPE 毒性导致的高渗透性和血-视网膜屏障的破坏有关。

体征和症状

可表现为无症状;无痛性视物模糊、视物变形、色觉改变、光敏、眩光、暗点。

检查结果

多灶性浆液性视网膜脱离,与中心性浆液性视网膜病变很类似;黄斑囊样水肿(CME);视网膜静脉阻塞;典型表现为双侧对称性,并在用药后 1 周内表现明显。

诊断依据

- OCT:多处视网膜神经感觉层脱离(图 8-4);CME。
- FA:视网膜静脉阻塞,动静脉充盈时间延长;CME 的花瓣状渗漏。

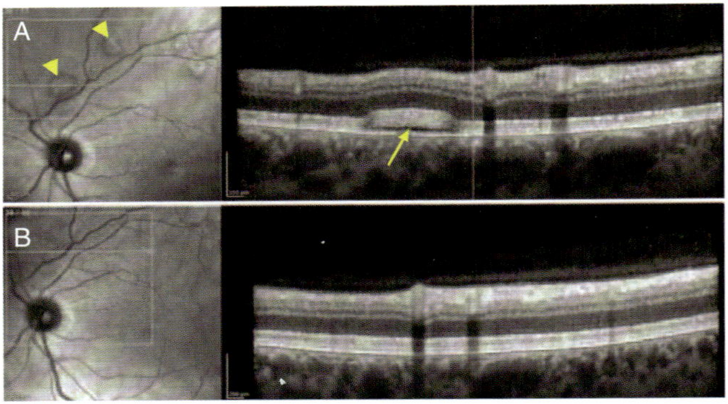

图 8-4 （A）服用 MEK 抑制剂的患者进行红外眼底检查显示为多灶性浆液性视网膜脱离（三角箭头），经 OCT 检查证实（箭头）。（B）停药 2 周内红外眼底及 OCT 图像显示病灶好转。（Reprinted with permission from Katherine E. Duncan, MD.）

鉴别诊断

中心性浆液性脉络膜视网膜病变、高血压性视网膜病变、视网膜静脉阻塞、糖尿病性视网膜病变、福格特–小柳–原田综合征、交感性眼炎。

治疗

- 若无症状：可暂时观察，因为眼部表现通常具有自限性，随着持续治疗可在数天内消退。
- 若有症状：局部、眼周或玻璃体内类固醇治疗黄斑囊样水肿。抗 VEGF 药物治疗视网膜静脉阻塞所致的黄斑水肿。严重视力障碍者，可请肿瘤科医生会诊，减少用药剂量或暂时停药。在症状消失和 OCT 检查结果正常后，患者可能会再次接受低剂量的治疗。

第 9 章

周边视网膜病变

视网膜裂孔

Elisabeth Maureen Sledz，John D. Pitcher III

- 视网膜裂孔最常见于玻璃体后脱离(PVD)，高达 20%的有症状的 PVD 可能伴视网膜裂孔。
- 风险因素：创伤后、近视、格子样变性、既往白内障手术、YAG 激光术后。

分类

- 马蹄形裂孔：由玻璃体牵引引起的视网膜裂孔，位于玻璃体视网膜粘连紧密部位(玻璃体基底部)，通常发生在 PVD 时(图 9-1A)。
- 有盖视网膜裂孔：视网膜组织盖层覆盖的圆形缺损。
- 萎缩性裂孔：由视网膜慢性变薄而非牵引引起；与近视和

格子样变性有关；可能保持稳定或引起隐匿性视网膜脱离（RD；图 9-1B）。

- 锯齿缘离断：自发性或创伤性，>90°或>3 个钟点位（图 9-1C）。

体征和症状

飞蚊症（网状、线状、点状混浊）；周边部闪光感，在夜间或暗室内最为突出，随着眼球运动而变化；如果伴随玻璃体积血或玻璃体混浊，则有视力模糊的症状出现。

检查结果

- 眼前段：裂隙灯检查前房存在色素细胞（烟尘样、Tyn 征），

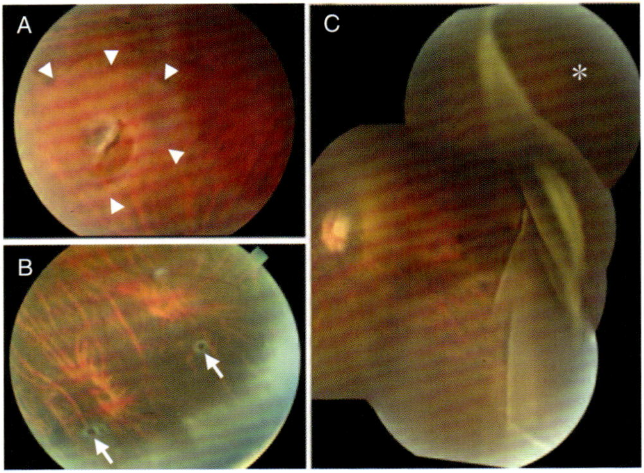

图 9-1　(A)马蹄形裂孔伴袖带状视网膜下积液（三角箭头）。(B)萎缩性裂孔（箭头）。(C)锯齿缘离断并伴大面积的视网膜色素上皮暴露（星号）。（Reprinted with permission from William E. Benson, MD.）

高度怀疑存在视网膜裂孔。

- 眼后段：Weiss 环（环状玻璃体凝结）；可能存在玻璃体积血；视网膜裂孔（最常见于颞上象限，可能位于格子样变性附近；图 9–2）。

诊断依据

光学相干断层扫描（OCT）可显示玻璃体内与色素细胞或红细胞相关的小的高反射点（"落灰征"）。

鉴别诊断

其他病因引起的玻璃体积血、玻璃体炎、铺路石样改变、格子样变性、视网膜子午线皱褶、视网膜囊样隆起。

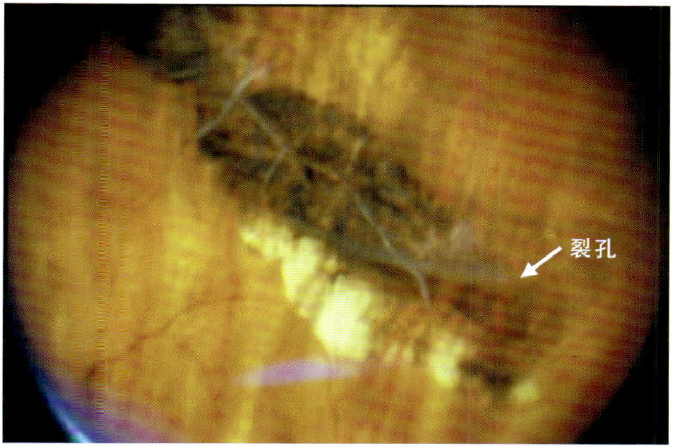

图 9–2　眼底照片显示格子样变性，伴视网膜血管白线交错，与潜在的视网膜色素上皮层增生引起的色素沉着有关。在格子样变性的边缘可见视网膜裂孔（箭头）。（Reprinted with permission from William E. Benson, MD.）

治疗

- 紧急视网膜激光凝固术或冷冻疗法治疗急性症状性视网膜裂孔，以预防视网膜脱离。
- 对有视网膜脱离症状（闪光、飞蚊、眼前遮挡感）的患者进行手术，随着视网膜脱离前兆症状的加重，萎缩性裂孔可被观察到，如果对侧眼有视网膜脱离史或有直系视网膜脱离家族史，则建议进行治疗。

格子样变性

Priya Sharma Vakharia，Chirag P. Shah

- 常见的周边视网膜病变（占总人口的8%~10%），近视人群中患病率增加。
- 增加视网膜裂孔和脱离的风险，尽管终身RD风险<1%。

体征和症状

通常无症状。

检查结果

病灶常位于玻璃体基底部或周边视网膜，可能集中或分散分布，包括交错的白色网状线、蜗牛迹外观、视网膜变薄、玻璃体牵引、多样的视网膜色素沉着；可能与萎缩性裂孔、撕裂（图9-3A）或RD有关。

鉴别诊断

鹅卵石、铺路石样改变、非压迫白、先天性视网膜色素上皮(RPE)肥大、视网膜脱离、视网膜劈裂、脉络膜视网膜瘢痕、雪堤样改变、网状变性、锯齿缘色素沉着。

治疗

- 对无症状病例的观察：如有闪光、飞蚊、周围视觉遮挡或视觉发生变化等症状，应指导患者及时就医。
- 激光光凝/冷冻疗法(图 9-3B)：对侧眼视网膜脱离病史的患者，或圆孔和萎缩导致视网膜下增加或进展，考虑将其作为预防措施。

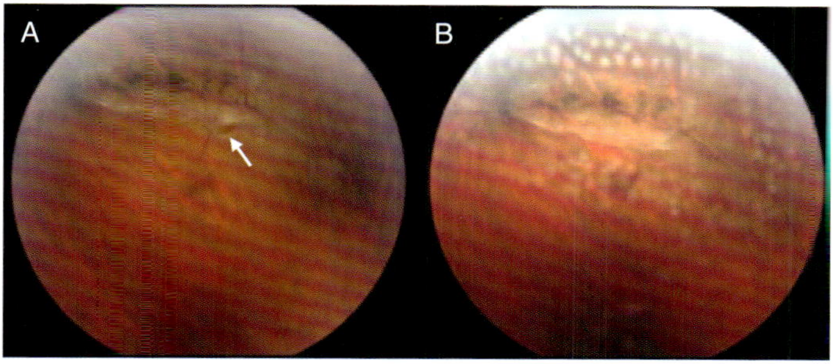

图 9-3　(A)周边视网膜格子样变性的眼底照片，在格子样变性的边缘有一个小的裂孔(箭头)。(B)激光光凝术后的格子样变性。(Reprinted with permission from William E. Benson, MD.)

铺路石样改变

Paul S. Baker

- 铺路石样改变为常见的良性周边视网膜变性,也称为铺路石样改变,随着年龄的增长这种变性更常见。
- 无视网膜裂孔或视网膜脱离的相关风险。

体征和症状

无症状。

检查结果

黄白色圆形/椭圆形脉络膜和视网膜萎缩,通常为双侧,边缘色素增生,中心可见大的脉络膜血管;萎缩灶常见于视网膜远端,锯齿缘和赤道之间,且常见于下方;通常为一至几个视盘直径,常呈簇状,有可能合并(图9-4)。

鉴别诊断

格子样变性、萎缩性视网膜裂孔、蜗牛迹变性、先天性视网膜色素上皮肥大(CHRPE)。

治疗

目前尚无有效的治疗方法。

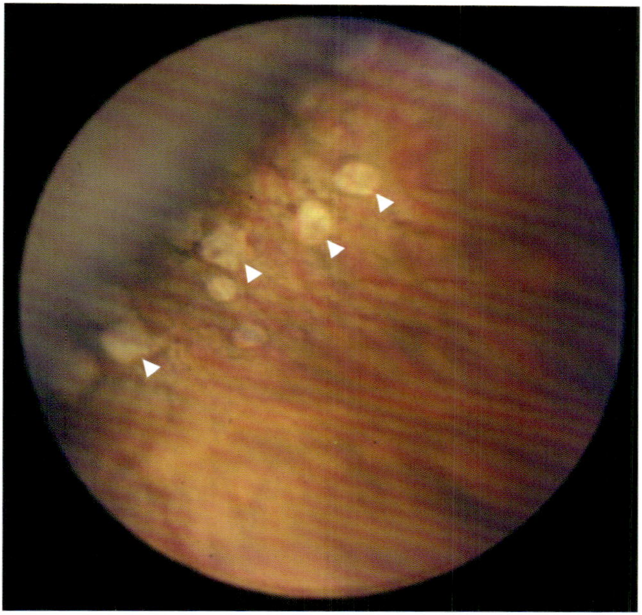

图 9–4　铺路石样改变。典型的黄白色病变簇，边界清晰。注意几个疾变内的脉络膜血管（三角箭头）。（Reprinted with permission from William E. Benson，MD.）

周边部视网膜劈裂症

Roozbeh Akhtari，David Y. Rhee

- 发生在视网膜周边的获得性囊样退行性变，导致视网膜组织分裂，通常发生在视网膜神经纤维层。

- 在 60~80 岁的人群中患病率约为 4%。
- 罕见的并发症是通过视网膜劈裂腔外层、内层形成黄斑裂孔或孔源性视网膜脱离(RRD)。

体征和症状

一般无症状、光斑或盲点,如果劈裂累及黄斑或出现视网膜脱离会出现视力下降或视物变形。

检查结果

眼底照片显示视网膜光滑、静止、圆顶状隆起,无全层孔,但可能存在小的内层和(或)大的外层缺陷;内层视网膜显示血管走行或闪亮的白点(图 9-5、图 9-6 和表 9-1)。

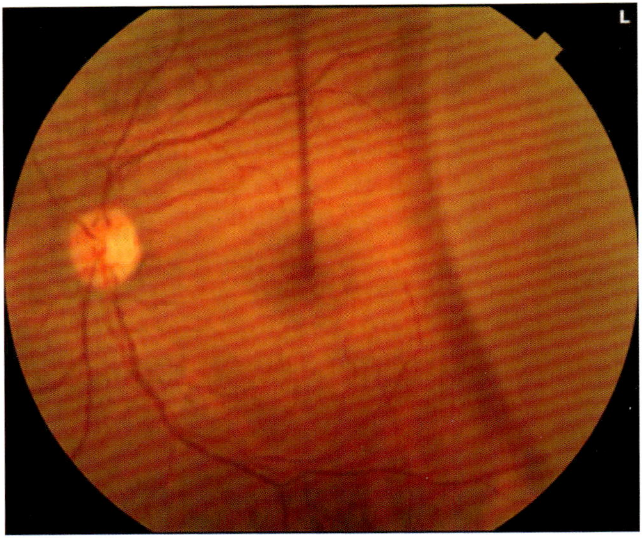

图 9-5 左眼眼底照片显示颞侧视网膜劈裂。

图 9–6　右眼眼底照片显示颞下周边部视网膜劈裂(三角箭头)，其外壁有裂孔(箭头)。

表 9–1　视网膜脱离与周边部视网膜劈裂症的特征

特征	视网膜脱离	周边部视网膜劈裂症
位置	单侧	双侧(约 30%)，颞下病变
外观	视网膜高度隆起(除非慢性)+孔/撕裂+分界线	光滑的，圆顶状的–孔/撕裂–分界线
视野	相对暗点	绝对暗点
OCT	神经感觉层与 RPE 的分离	神经感觉层内的分离
巩膜萎缩	分离的层重新排列	分离的层不能重新排列
激光	有效–	有效+

诊断依据

- OCT：视网膜神经感觉层(外丛状和内核层之间)的分离。
- 视野检查：受影响区域可能存在绝对暗点。

鉴别诊断

孔源性视网膜脱离、幼年X连锁视网膜劈裂症、中心性浆液性脉络膜视网膜病变、渗出性(浆液性)视网膜脱离。

治疗

- 对于稳定、无症状的周边部视网膜劈裂症要密切观察病情变化(适用于绝大多数)。
- 对于进行性、有症状的劈裂和相关的孔源性视网膜脱离的选择:视网膜激光、冷凝固定、玻璃体平坦部切除术和(或)巩膜扣带术。

孔源性视网膜脱离

Elizabeth Maureen Sledz, John D. Pitcher III

- 视网膜神经感觉层与视网膜色素上皮层的分离。
- 病因:玻璃体后脱离、近视、格子样变性、外伤。

体征和症状

闪光感、飞蚊症、阴影、周边和(或)中心视力缺损;缓慢进展的病例可能无症状。

检查结果

- 眼前段:轻度相对传入瞳孔障碍,随着慢性孔源性视网膜脱离(RRD)的发展,受累眼可能是眼压降低(Schwartz-Matsuo 综合征)；如果是慢性 RRD，可能会有前房细胞；色素颗粒会出现在玻璃体前部(烟尘样)。

- 眼后段：视网膜从色素上皮层脱离，视网膜下积液不随位置改变而改变，玻璃体积血可能会出现。急性 RRD：波纹状皱褶，视网膜脱离部分显得不透明(图 9-7)。慢性 RRD：视网膜变薄，半透明性，皱褶消失，视网膜内囊肿，脱离边缘的色素分界线明显，潜在的视网膜色素上皮层萎缩(图 9-8)。

林科夫规则

有助于判断原发性裂孔的位置。

- 颞上或鼻上 RRD：98%的原发孔位于视网膜脱离最高处的一个半钟点内。
- 视网膜全脱离或横跨 12 点子午线的上方脱离，93%的原发孔在 12 点成一个半钟点内。

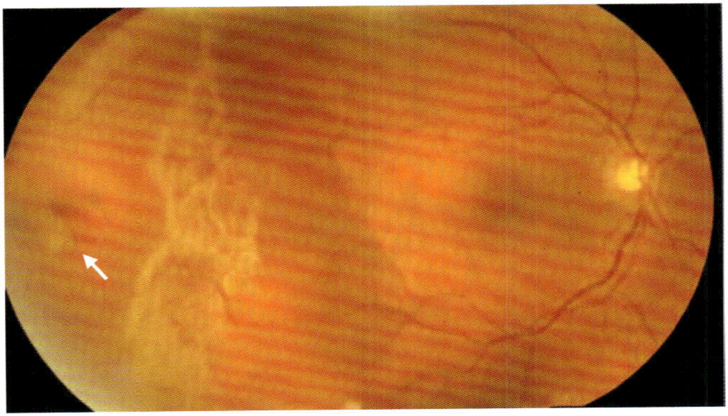

图 9-7　彩色眼底照片显示 RRD 位于黄斑颞侧，注意视网膜的颞侧马蹄形裂孔(箭头)和皱褶。

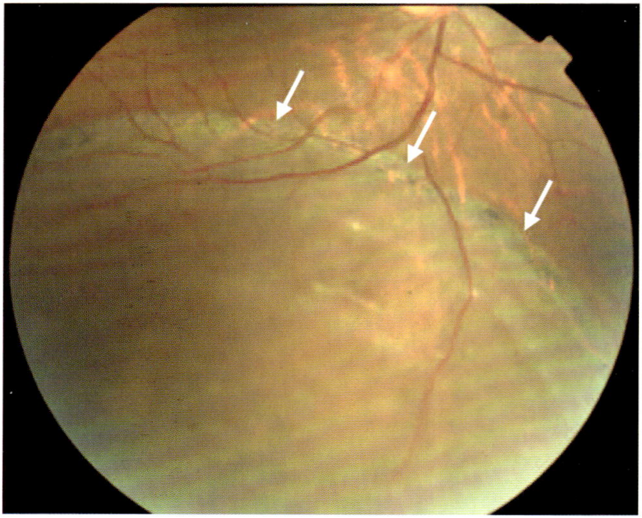

图 9–8 彩色眼底照片显示下方慢性 RRD，视网膜萎缩色素沉积形成分界线(箭头)。

- 视网膜下方脱离:95%的原发孔在脱离较高一侧;等高则在 6 点位附近。
- 下方大泡性视网膜脱离:对称性大泡性下视网膜脱离通常起源于 12 点附近的一个小孔。

诊断依据

- B 超:玻璃体内可探及条带状中强回声,一端连于视盘,另一端与周边部的球壁相连；可能形成开放或封合的漏斗状。
- OCT:确认低隆起度 RRD 的病例中是否累及中心凹。

鉴别诊断

视网膜劈裂、脉络膜脱离、浆液性视网膜脱离、牵拉性视网膜脱离。

治疗

- 激光冷冻固定术：没有累及黄斑时，患者相对无症状。
- 玻璃体内注气术：玻璃体内注射气体联合冷冻固定术，或在视网膜压平 1~2 天后进行激光固定术。
- 玻璃体切割术或巩膜扣带术。
- 如果尚未累及黄斑，则进行紧急修复。

渗出性视网膜脱离

Samuel K. Steven Houston III

无牵引力或视网膜裂孔的视网膜下液体集聚。

原因

- 血管因素：脉络膜新生血管（CNV）、高血压性脉络膜病变（恶性高血压）、先兆子痫/子痫、Coats 病。
- 炎症性因素：福格特–小柳–原田（VKH）综合征、后巩膜炎。
- 肿瘤性因素：脉络膜黑色素瘤、脉络膜转移瘤、脉络膜血管瘤。
- 葡萄膜渗漏综合征：特发性脉络膜、睫状体、视网膜渗出性脱离；可能与阻塞葡萄膜–巩膜流出的巩膜增厚有关。

体征和症状

视野缺损，因炎症原因引起的玻璃体水肿，无光感。

检查结果

脱离的视网膜表面光滑，无牵拉皱褶（图 9–9A），视网膜下积液随位置移动，透过视网膜表面可见由慢性视网膜下积液干扰色素上皮层产生的“豹斑”，由肿瘤引起的脉络膜病变（色素沉着或色素减退的病灶、血管病变），眼前段炎症。

诊断依据

- OCT：视网膜下积液，取决于病因的脉络膜增厚（图 9–9B）。
- 荧光素血管造影（FA）：强荧光下能突出病因（VKH、后巩膜炎、脉络膜病变、血管性炎症）。
- B 超：视网膜下积液；脉络膜病变显示脉络膜增高，内部回声随肿瘤类型的不同而不同；炎症性渗出性 RD 可显示脉络膜增厚或球筋膜囊积液与视神经回声形成（“T 征”）（图 9–9C）。

鉴别诊断

RRD、牵拉性视网膜脱离、视网膜劈裂、脉络膜脱离。

治疗

根据病因治疗。

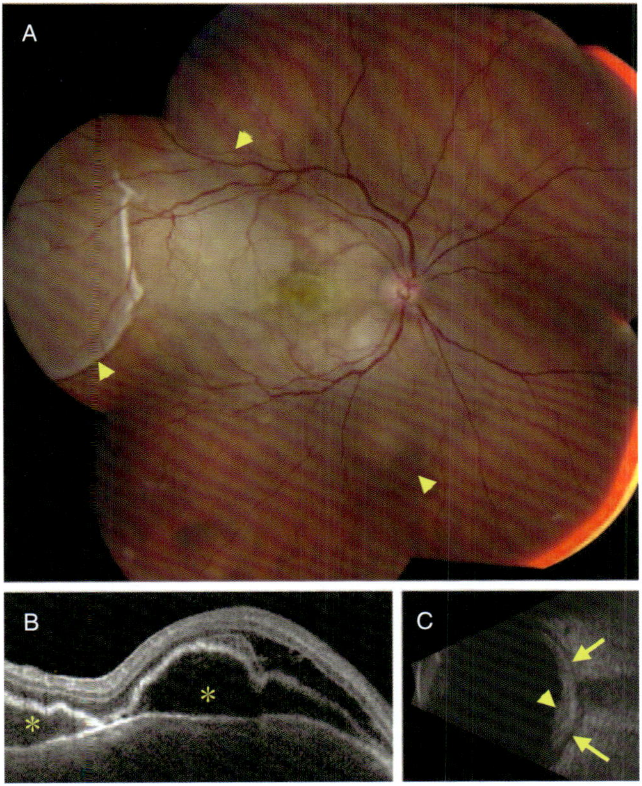

图 9–9 （A）彩色眼底照片显示后巩膜炎伴有渗出性 RD（三角箭头）。（B）OCT 证实浆液性 RD 累及黄斑（星号）。（C）B 超显示经典的“T 征”，Tenon 下积液（三角箭头）和脉络膜增厚（箭头）。（Reprinted with permission from Paul S. Baker, MD.）

脉络膜脱离

Sean T. Garrity，Andre J. Witkin

- 两种类型：浆液性（脉络膜血管渗漏）和出血性（脉络膜血管破裂）。
- 浆液性病因：眼内手术（如青光眼手术）后低眼压，广泛的全视网膜光凝、术中或术后伤口渗漏、某些药物（如托吡酯）、慢性视网膜变性、慢性炎症。
- 出血性病因：脉络膜血管的急性出血、眼外伤、眼部手术中或术后，由于凝血异常或脉络膜异常而自发性出血。

体征和症状

浆液性：无痛，不同程度的视力丧失，取决于脱离是否向黄斑延伸。出血性：中至重度疼痛，视力下降，经常突然发生。

检查结果

- 眼前段：浆液性脱离眼压通常较低（如房角关闭，眼压可能较高）；出血性脱离眼压通常较高（如果大面积脱离），面积较大可出现浅前房。
- 眼后段：视网膜和脉络膜光滑呈的球形隆起，呈棕灰色，涡静脉附近的脉络膜部分呈叶状突起（图 9-10）；可能出现低张力性黄斑病变。

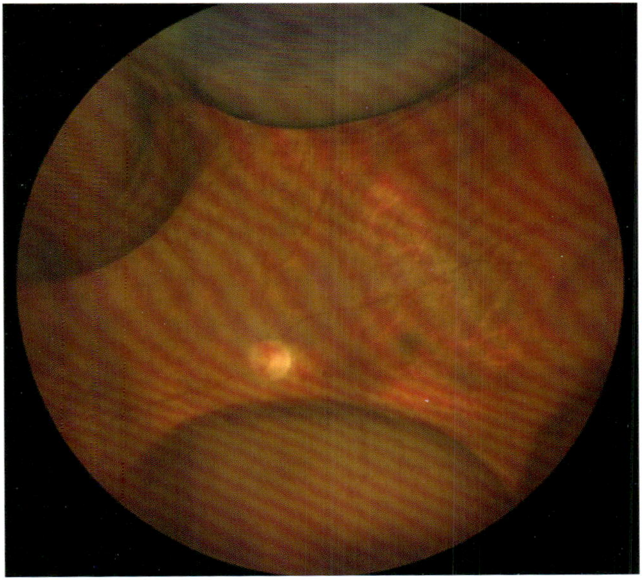

图 9-10 彩色眼底照片显示浆液性脉络膜脱离。(Reprinted with permission from Jay S. Duker, MD.)

诊断依据

B 超:玻璃体内可见多个弧形光带,与球壁光带相连,弧心指向玻璃体中轴,多个球形隆起可在玻璃体腔中相互接触;出血表现为高回声,而浆液表现为低回声(图 9-11)。

鉴别诊断

孔源性或浆液性 RD、脉络膜黑色素瘤或其他脉络膜肿瘤、后巩膜炎、房角关闭和瞳孔阻滞。

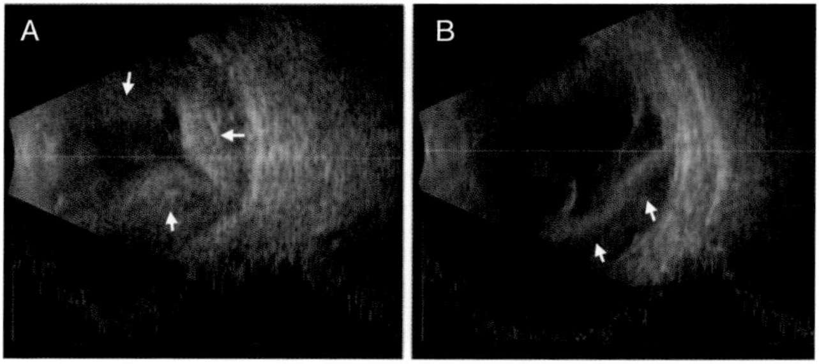

图 9-11 (A)急性出血性脉络膜脱离患者的 B 超和 A 超(底部),显示急性出血的高回声特征(箭头)。(B)2 周后,脉络膜脱离有所改善,脉络膜上隙出血的高回声(箭头)减少。

治疗

- 通常采用局部睫状肌麻痹剂和皮质类固醇进行保守治疗。
- 如果出现严重的浅前房、同时发生孔源性视网膜脱离或嵌顿、视网膜对合(即脱离的脉络膜对吻)、顽固性疼痛、高眼压或视力持续下降,则进行手术干预。
  - 出血类型:通常等待 7~14 天,让血液液化后再行手术引流;B 超有助于确定出血时间,血液在超声中显示出血回声减弱,动态超声下可观察到可自由移动的血液(图 9-11)。
  - 多种手术:外部引流、平坦部玻璃体切割术和(或)巩膜扣带术。

第 10 章

视网膜和脉络膜肿瘤

脉络膜痣

Prashant Yadav，Carol L. Shields

- 发生在 5%~7%的成年白种人中，在非白种人中不太常见。
- 儿童中罕见，黑色素细胞在出生时就存在，但直到青春期才变得明显，随着年龄的增长，肿瘤体积增大，呈多发病灶，并且玻璃膜疣患病率增加。
- 转化为黑色素瘤的风险小。

体征和症状

一般无症状，如果病变位置位于黄斑区，则会出现闪光、飞蚊和视力丧失（罕见）。

检查结果

扁平或轻微隆起的棕色或青灰色病灶；上方覆盖玻璃膜疣或视网膜色素上皮(RPE)改变较为常见；RPE 脱离(10%)，脉络膜新生血管(CNV)(<1%)，非色素性(5%)。

- 转变为恶性的风险因素——小脉络膜黑色素瘤生长的风险因素(TFSOM-DIM)：

  To：厚度> 2mm。

  Find：视网膜下积液(SRF)。

  Small：有症状。

  Ocular：病变呈现为鲜橙色。

  Melanoma：超声图像上的黑色素瘤空洞。

  Doing IMaging：直径>5mm。

诊断依据

- 眼底照相：记录色素痣的特征和范围(图 10-1A)。
- 超声检查：监测厚度并评估内部特征(图 10-1B)。
- 眼底自发荧光：脂褐质沉积时为强自发荧光，RPE 萎缩为弱自发荧光点(图 10-1C)。
- 荧光素血管造影(FA)：大多数脉络膜痣呈遮蔽荧光，但偶尔在色素痣表面有 RPE 萎缩时的透见荧光(图 10-1D)。
- 增强深度成像-光学相干断层扫描(EDI-OCT)：细微的 SRF、黄斑囊样水肿(CME)和覆盖的视网膜色素上皮(图 10-1E)。

鉴别诊断

脉络膜黑色素瘤、脉络膜血管瘤、脉络膜转移瘤、脉络膜

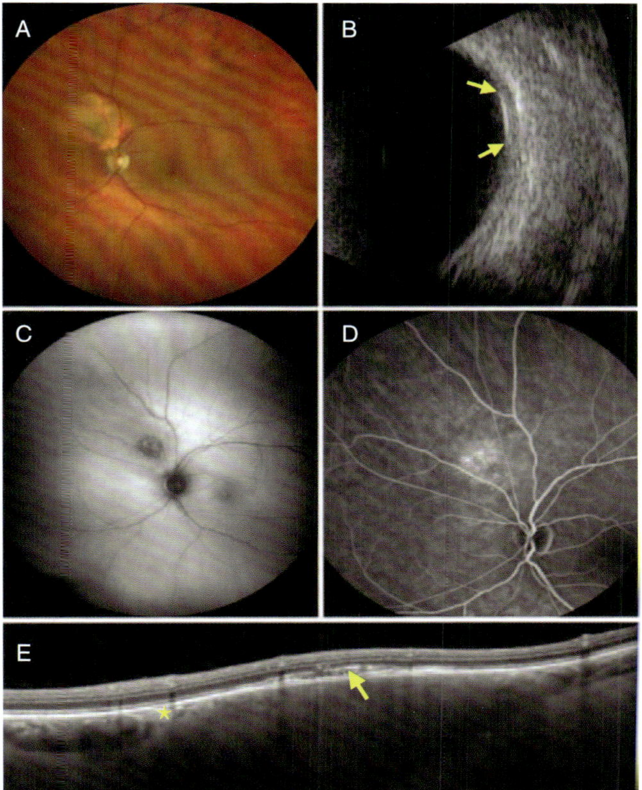

图 10-1　脉络膜痣。(A)眼底照片显示一处色素沉着的病变,其上覆盖着视盘上方的玻璃膜疣。(B)B 超显示病变(箭头之间)。(C)自发荧光显示 RPE 萎缩,表现为弱自发荧光点和强自发荧光点。(D)FA 显示在 AV 期强荧光。(E)OCT 显示痣压迫脉络膜内层(星号),覆盖不规则的视网膜色素上皮(箭头)。

淋巴瘤、脉络膜肉芽肿、年龄相关性黄斑变性。

治疗

- 无风险因素的典型脉络膜痣:每 6 个月或每年观察 1 次。
- 随访时间可根据存在的风险因素的数量调整:橙色色素脉络膜痣、SRF/CME、B 超提示声学空洞及有症状者随访更密切。
- CNV/SRF 治疗方案:抗血管内皮生长因子(VEGF)注射、光动力学治疗 (PDT)、激光光凝或经瞳孔温热疗法治疗(TTT)。

脉络膜黑色素瘤

Prashant Yadav,Carol L. Shields

脉络膜黑色素瘤是最常见的原发性眼部恶性肿瘤:在美国,每百万人中有 6 例,每年约有 2500 例新发病例。

- 成年白种人发生率为 98%,非白种人 2%和儿童 1%。
- 通常为单侧(99%),双侧非常罕见(<1%)。若双侧,可能与眼部黑色素细胞增多症或 BAP-1 癌症易感性综合征有关。
- 诱发条件:脉络膜痣、眼部黑色素细胞增多、电弧焊。

体征和症状

视力减退、视野缺损、闪光及飞蚊症、远视视物、变形、色觉障碍及罕见疼痛;也可能是无症状的。

检查结果

圆顶状(75%)、蘑菇状(19%)或半球形(6%)分布于脉络膜;多为棕色,继发渗出性视网膜脱离,较少发生视网膜下或玻璃体积血,视盘旁黑色素瘤很少侵犯视盘,导致视盘充血和水肿。

- 其他提示肿瘤进展/预后不良的表现:巩膜前哨血管、虹膜新生血管、继发性青光眼、白内障、脉络膜皱褶或眼外肌侵袭至眼眶。

诊断依据

- 眼底照相:记录肿瘤特征和范围(图 10–2A)。
- 超声检查:测量肿瘤的厚度、直径,以及是否有渗出性视网膜脱离和眼外侵袭(图 10–2B)。
  - 典型表现:肿瘤呈蕈状或圆顶样生长;"挖空现象";脉络膜凹陷征;瘤体内黑色素细胞声波质转反应受阻遮盖眶区图像。
- 眼底自发荧光:强自发荧光斑点,肿瘤表面见弱自发荧光改变(图 10–2C)。
- FA:早期相对弱荧光,部分病例可见典型的肿瘤内部供养血管(双循环)荧光充盈,晚期渗漏(图 10–2D)。
- 吲哚菁绿造影术:早期色素遮挡不能显示荧光,晚期血管渗漏可见荧光。
- OCT:检测 SRF、RPE 和肿块的内在特征。SRF 和表面粗糙的 RPE 也可用于检测小黑色素瘤(图 10–2E)。
- 巩膜透照实验:通常用于睫状体肿瘤。在肿瘤对面象限进行。帮助描绘肿瘤的大小和轮廓,有助于疾病的诊断。

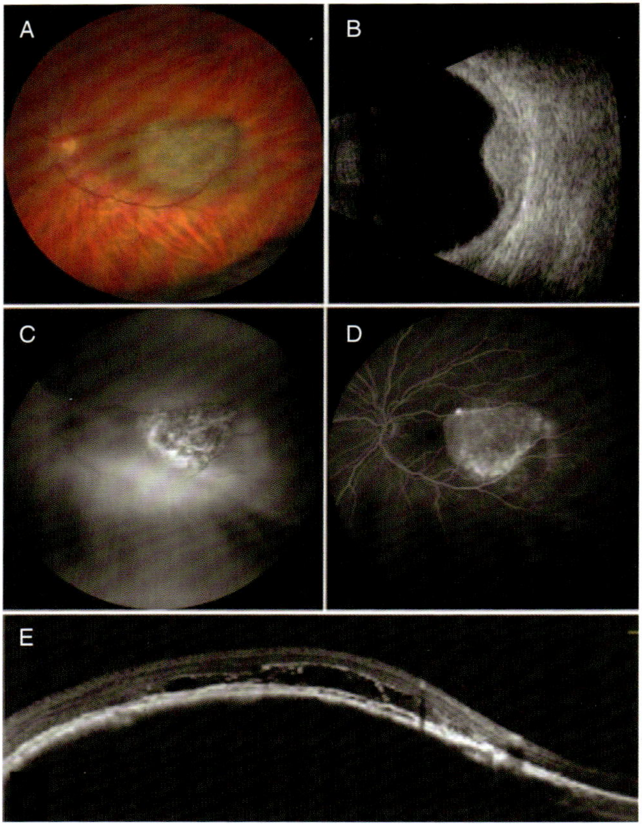

图 10–2　脉络膜黑色素瘤。(A)眼底照片显示黄斑区表面色素沉着的病灶。(B)B 超显示圆顶状病变，脉络膜凹陷，无眼外侵袭。(C)自发荧光显示强自发荧光斑点，并在肿瘤表面见弱自发荧光改变。(D)FA 显示强荧光，表明在静脉期病变内双循环。(E)OCT 显示脉络膜肿瘤，视网膜浅脱离，RPE 不连续。

- 细针穿刺活检(FNAB):获得细胞学和细胞遗传学结果,用于肿瘤确诊、基因分析和预后判断。
- FNAB 的遗传学研究:3 号和 8 号染色体改变被认为转移风险高。

鉴别诊断

脉络膜转移瘤、脉络膜淋巴瘤、转移性皮肤黑色素瘤;脉络膜血管瘤、脉络膜痣、后巩膜炎、先天性视网膜色素上皮肥大、视网膜大动脉瘤、脉络膜肉芽肿、壶腹静脉。

治疗

- TTT:用于厚度<2.5mm 且有生长记录的小脉络膜黑色素瘤,或与较高肿瘤的放疗联合使用。
- PDT:用于后部小肿瘤。
- 肿瘤近距离放疗:用于小、中、大型黑色素瘤,与摘除术相比,生存率相当。
- 带电粒子辐射(质子束或氦离子):用于小、中、大型黑色素瘤,与肿瘤近距离放疗的生存率相当。
- 局部切除:如果位于周边脉络膜和睫状体:
  - 部分板层巩膜切除术(PLSU):经验丰富的术者有良好的结果;如果肿瘤等级高,可使用近距离放疗辅助。
- 摘除术:对于直径>18mm、高度为 10mm 的肿瘤最适用。
- 眼眶摘除:适用于出现大面积眼眶侵袭的肿瘤。
- 联合治疗:放射敷贴治疗后 TTT 治疗。

先天性视网膜色素上皮肥大

Prashant Yadav, Carol L. Shields

诊断时的中位年龄为45岁,有很好的预后。

体征和症状

无症状。

检查结果

圆形或椭圆形,大小不一,扁平状,色素病变处界限分明,可以是黑色的均匀病变,也可以是完全脱色的病变,其中大部分(88%)是黑色病变;通常位于中纬部和周边;边界清晰的脱色斑(腔隙)占43%;大多数孤立性病变边缘有典型的脱色晕;超过80%的患者在长期随访中出现扩大。

- 在极少数情况下(<1%)出现结节性生长,代表腺瘤或腺癌;生长逐渐获得视网膜供养动脉和引流静脉,导致视网膜内黄色渗出和渗出性视网膜脱离。
- 在家族性腺瘤性息肉病中,病变多为多发和双侧,并伴有不规则的脱色边缘,形成鱼尾、逗号或彗星形态。

诊断依据

- 眼底照相:记录病灶特征和范围(图10-3A)
- 眼底自发荧光:病灶呈暗色,无自发荧光(图10-3B)
- FA:大部分荧光受阻;在整个血管造影中,遮蔽荧光(图

10-3C)。

- OCT:RPE 复合体轻度隆起,结构紊乱,视网膜变薄(图 10-3D)。

鉴别诊断

脉络膜黑色素瘤、脉络膜痣、与 Gardner 综合征相关的多灶性上皮肥大(图 10-4)、先天性 RPE 肥大。

治疗

- 大多数病变预后良好。
- 激光光凝和冷冻疗法:如果一个小病灶生长演变并产生渗出和 SRF,激光或冷冻疗法可用于阻止进展。
- 玻璃体视网膜手术:如果生长在黄斑区产生视网膜表面膜。

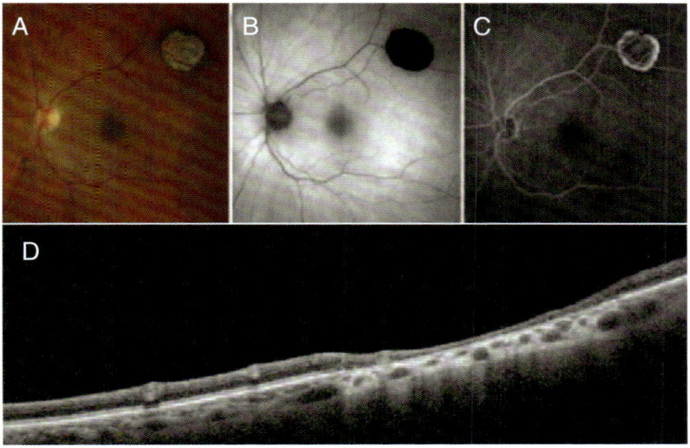

图 10-3　先天性视网膜色素上皮肥大。(A)眼底照片显示病变处。(B)眼底自发荧光显示弱自发荧光暗区。(C)由于染色,FA 在再循环阶段显示一圈强荧光。(D)OCT 显示视网膜变薄和外层视网膜丢失。

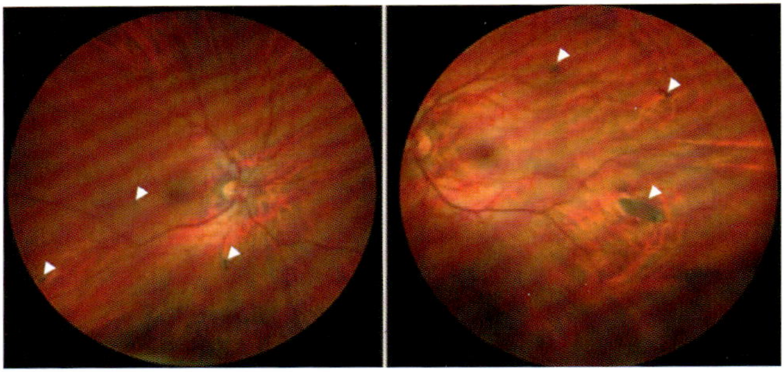

图 10–4 彩色眼底照片显示家族性腺瘤性息肉病患者的先天性多发性双侧不规则形状视网膜色素上皮肥大病变(三角箭头)。

- 如果怀疑为家族性腺瘤性息肉病，患者应进行结肠镜检查,因为患结肠癌的风险较高。

视盘黑色素细胞瘤

Prashant Yadav,Carol L. Shields

原发于视盘并可累及葡萄膜的良性肿瘤,平均诊断年龄为 50 岁。

体征和症状

大多数情况下无症状;视野改变、视盘和(或)视网膜水肿。

检查结果

视盘表面深棕色或黑色肿物,可侵入附近脉络膜或视网膜组织;视盘水肿、视网膜水肿、局限性 SRF、视网膜渗出、视网膜出血和视网膜静脉阻塞；可能会发生自发性坏死，并伴严重的视力丧失。

- 转化为恶性黑色素瘤的发生率为 1%~2%：进行性生长和视力丧失预示着恶性转化。

诊断依据

- 眼底照相：记录肿瘤特征和范围（图 10-5A）。
- FA：在血管造影中通常显示弱荧光，但如果继发性视盘水肿或 RPE 萎缩，则可能出现强荧光。
- 超声检查：视神经和病变区域增厚（图 10-5B）。
- 眼底自发荧光：病灶自发荧光弱（图 10-5C）。
- EDI-OCT：视盘区隆起的肿块并伴有完全的后方阴影（低反射）（图 10-5D）。

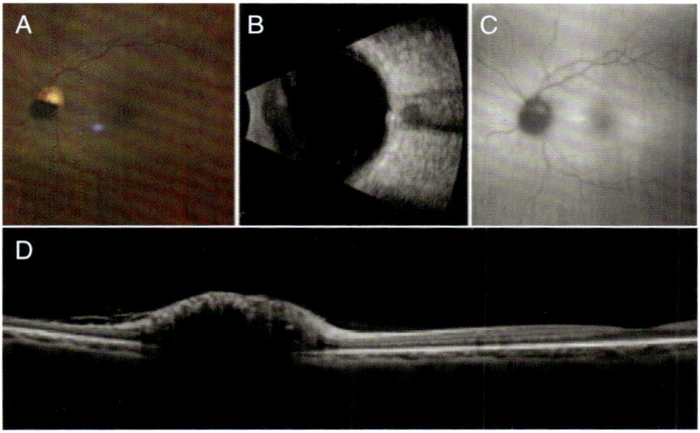

图 10-5　视盘黑色素细胞瘤。(A)眼底照片显示视盘上方有一暗色病变。(B)B 超显示在视盘处有一个隆起的声学实质肿块。(C)眼底自发荧光显示视盘处的弱自发荧光(遮蔽)。(D)OCT 示视盘区隆起的肿块，并伴完全的后方阴影(低反射)。

鉴别诊断

视盘旁脉络膜黑色素瘤、脉络膜痣、RPE 增生、视网膜和RPE 联合错构瘤、RPE 腺瘤、转移性黑色素瘤。

治疗

- 观察:每年进行临床检查和眼底照相。
- 摘除术:有记录的生长和严重视力丧失的病变,可在FNAB确认后摘除。

视网膜和视网膜色素上皮联合错构瘤

Prashant Yadav, Carol L. Shields

- 视网膜和视网膜色素上皮联合错构瘤可能是先天性的,在正常个体中偶尔发生。
- 多为单侧,但如果是双侧,尤其是儿童,应考虑 2 型神经纤维瘤病。

体征和症状

儿童早期(最常见)至成年早期视力下降或斜视。

检查结果

后极眼底单个灰黑色扁平隆起病变,伴紊乱增生及受牵拉的血管及视网膜前膜;通常位于视盘上或视盘附近,但可在眼底的其他区域看到;大小从 1mm 至 10mm 不等;病变可导致视网膜牵拉和视盘牵拉,并可能与周边网膜缺血和继发性视网膜新生血管有关。

诊断依据

- 眼底照相:记录肿瘤特征和范围(图 10-6A)。
- FA:显示大量异常的视网膜血管,病变晚期逐渐染色。
- 超声检查:扁平的病变(图 10-6B)。
- 眼底自发荧光:等自发荧光(图 10-6C)。
- OCT:不规则病变伴玻璃体视网膜牵引,呈"锯齿"或"折叠"状,病变视网膜增厚、结构紊乱、高反射(图 10-6D)。

鉴别诊断

脉络膜黑色素瘤、视网膜母细胞瘤、脉络膜痣、先天性视

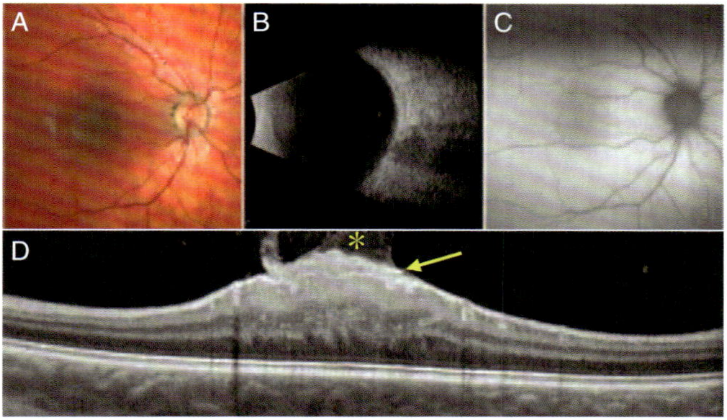

图 10-6　视网膜和视网膜色素上皮联合错构瘤。(A)眼底照片显示黄斑区域有一处色素病变。(B)B 超显示扁平的黄斑病变。(C)眼底自发荧光显示等自发荧光。(D)OCT 显示视网膜折叠、视网膜前纤维化(箭头)和局灶性玻璃体粘连(星号)。

网膜色素上皮肥大、黑色素细胞瘤、脉络膜骨瘤、星形细胞错构瘤。

治疗

- 幼儿弱视治疗。
- 玻璃体切割术和膜剥离术治疗玻璃体积血和未与肿瘤纠缠的进展性视网膜前神经胶质增生。
- 抗 VEGF 治疗、PDT 或激光光凝治疗脉络膜新生血管。

视网膜星形细胞错构瘤

Prashant Yadav, Carol L. Shields

- 视网膜星形细胞错构瘤是由胶质细胞主要是星形胶质细胞组成的良性视网膜肿瘤。
- 大多数情况下是先天性的,但出生后可能出现临床表现。
- 与结节性硬化症(9 号和 16 号染色体)、1 型神经纤维瘤病和视网膜色素变性相关;结节性硬化症患者通常有 1 个或多个星形细胞错构瘤,可能是双侧的。

体征和症状

无症状,可在结节性硬化症筛查时发现;如果病变在黄斑区,视力会下降。

检查结果

- 非钙化病变:相对平坦、光滑、无钙化的灰白色半透明病变。

- 钙化病变：隆起、多结节、钙化、不透明的“桑椹样”或“鱼卵样”病变。

诊断依据

- 眼底照相：记录肿瘤特征和范围（图 10-7A）。
- FA：早期见病灶表面毛细血管扩张，晚期强荧光渗漏明显。
- 超声检查：用于鉴别诊断骨瘤或视网膜母细胞瘤可见钙化斑块，具有内部高回声和眼眶侵袭（图 10-7B）。
- 眼底自发荧光：病变部位强自发荧光（图 10-7C）。
- OCT：病灶处神经上皮层水肿隆起，病灶内点状高反射（图 10-7D）。
- FNAB：非典型病例的证实诊断。

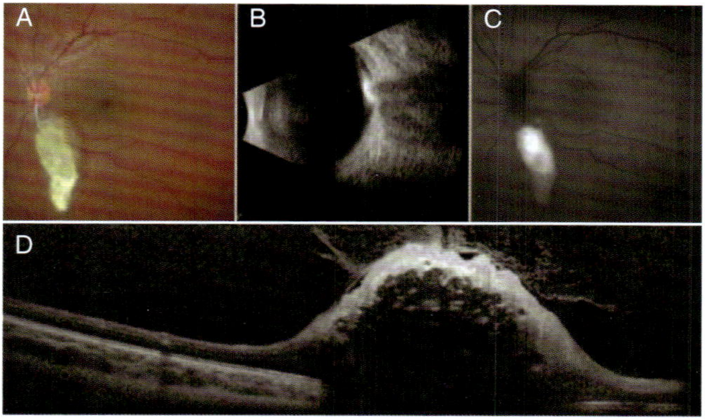

图 10-7 视网膜星形细胞错构瘤。（A）眼底照片显示部分钙化的视网膜星形细胞错构瘤。（B）B 超显示声密度且高回声的钙化病灶。（C）眼底自发荧光显示病变的强自发荧光。（D）OCT 显示“虫蛀样”外观，钙化病灶有遮蔽。

鉴别诊断

视网膜母细胞瘤、脉络膜骨瘤、视网膜星形细胞增生、视神经发育不良。

治疗

- 观察：大多数保持稳定，很少出现进行性生长、渗出性视网膜脱离和新生血管性青光眼(NVG)。
- 用于增生性病变的激光、冷冻疗法或玻璃体视网膜手术；病变可能导致 NVG，最终可能需要眼球摘除。

视网膜母细胞瘤

Prashant Yadav，Carol L. Shields

- 视网膜母细胞瘤是最常见的儿童眼内恶性肿瘤，占所有儿童癌症的 4%；在美国，每 15 000 例活产儿中有 1 例，每年新诊断病例有 250~300 例。
- 两种类型：遗传性(生殖系)和非遗传性(体细胞)。遗传性易患非眼部癌症，如松果体母细胞瘤，在确诊后 1 年内或几乎总是在 5 岁前出现。双侧视网膜母细胞瘤合并松果体母细胞瘤称为三侧视网膜母细胞瘤。有继发癌症的终身风险，尤其是骨肉瘤和皮肤黑色素瘤。
- 双侧肿瘤在出生后 1 年内出现，单侧肿瘤在 2 岁左右出现。仔细询问眼部肿瘤的家族史至关重要。
- 专科医院的生存率>95%。

体征和症状

白瞳症(最常见)、斜视(第二常见)。疼痛性红眼:继发性青光眼伴眼球突出。炎症反应:眼内或周围炎症,无菌性眼眶蜂窝织炎。

检查结果

- 视网膜内肿瘤:均质、圆顶状白色病变,不规则,常伴有白色钙化斑点。
- 内生性肿瘤:以白色肿块的形式突入玻璃体中,可能形成“播散”。
- 外生性肿瘤:形成多小叶视网膜下白色肿块,并导致视网膜脱离。
- 弥漫性浸润性肿瘤:不常见,以肿瘤生长平缓或轻度隆起为特征。

诊断依据

- 眼底照相:记录肿瘤特征和直径(图 10-8A)。
- 超声检查:B 超显示一个声学实性肿块,高回声病灶代表钙化;A 超显示均匀的内部高回声;有助于鉴别视网膜母细胞瘤和 Coats 病(图 10-8B)。
- FA:肿瘤血管迅速充盈,出现强荧光,晚期荧光渗漏(图 10-8C)。
- OTC:用于观察黄斑区的累及情况(图 10-8D)。
- 眼底自发荧光:肿瘤内钙化为强自发荧光,治疗后自发荧光增强。
- CT/MRI:CT 显示眼内肿块伴钙化灶,螺旋 CT 对儿童更有用,

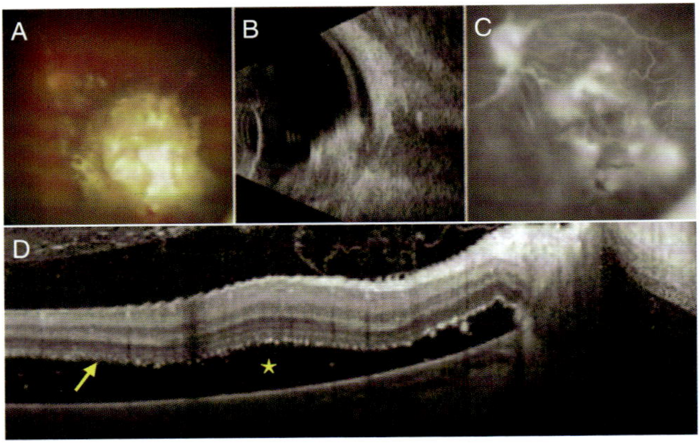

图 10–8 视网膜母细胞瘤。(A)眼底照片显示内生性肿瘤、钙化、出血和玻璃体播散。(B)B 超显示内生肿块、内源性钙化、玻璃体受累和视网膜脱离。(C)FA 显示视盘渗漏、肿瘤强荧光,并因血管阻塞而出血。(D)OCT 显示浆液性脱离(星号)和光感受器丧失(箭头)。

因为它可在没有全身麻醉的情况下进行,并且辐射较小;MRI 具有优越的软组织对比分辨率,与表面线圈一起使用时更是如此,在评估视神经受累和眼眶侵犯时尤其有用。

鉴别诊断

Coats 病、永存原始玻璃体增生症、早产儿视网膜病变、弓形体病、葡萄膜炎、玻璃体视网膜发育不良、视网膜细胞瘤、视网膜星形细胞瘤、眼内炎。

治疗

- 动脉内化疗:对单侧和双侧视网膜母细胞瘤非常有效;美法仑±托泊替康经股动脉导管直接注入眼动脉。

- 静脉化疗：长春新碱、依托泊苷、卡铂进行化疗减容；对于视神经层后侵犯或大面积(>2mm)脉络膜侵犯或两者合并的患者，应采用全身化疗。
- 激光光凝：位于后部的小肿瘤周围，以阻断其血液供应。
- TTT：主要用于小肿瘤的治疗，但在化疗减少时更常用。
- 冷冻疗法：治疗肿瘤周围病变。
- 玻璃体内化疗：用于玻璃体植入；美法仑、托泊替康和甲氨蝶呤，在注射部位冷冻治疗，以防止种植转移。
- 敷贴放疗：当动脉内化疗无法控制肿瘤生长时有用。
- 摘除术：是晚期视网膜母细胞瘤的主要治疗方法，没有希望获得有用的视力。

视网膜毛细血管瘤(血管母细胞瘤)

Prashant Yadav, Carol L. Shields

- 可能是孤立性的，没有全身性疾病或 Von Hippel-Lindau (VHL)综合征的成分。
- 发病率：在美国，每 40 000 例活产儿中有 1 例，估计有 7000 例。
- 平均诊断年龄：无 VHL 为 18 岁，有 VHL 为 36 岁。

体征和症状

无症状且偶然发现；黄斑渗出物和视网膜脱离可引起视觉症状。

检查结果

周边视网膜或视盘上的橘红色肿瘤，可出现渗出性或牵拉性视网膜脱离；视网膜内渗出常位于黄斑区，两者都远离瘤体。

- 渗出性：类似 Coats 病的视网膜内和视网膜下渗出，但有明显的红色瘤体，伴团状毛细血管扩张、供养动脉和回流静脉。
- 牵拉性：瘤体类似，但以视网膜胶质增生、玻璃体视网膜牵引、玻璃体积血和牵拉性视网膜脱离为特征。

诊断依据

- 眼底照相：记录肿瘤特征和范围(图 10–9A)。
- B 超：显示视网膜增厚(图 10–9B)。
- 眼底自发荧光：未见自发荧光(图 10–9C)。
- FA：动脉期观察供养动脉，静脉期瘤体迅速充盈、渗漏，周围血管渗漏，显示回流静脉；区分供养动脉和回流静脉对治疗非常重要(图 10–9D)。
- OCT：描绘视网膜水肿和局部脱离(图 10–9E)。
- CT/MRI：明确中枢神经系统肿瘤并识别 VHL 的系统性关联。
- VHL 基因检测。

鉴别诊断

视网膜母细胞瘤、视网膜星形细胞瘤、血管增生性肿瘤、Coats 病。

治疗

- 观察无症状的视盘旁无渗出的视网膜毛细血管瘤。

- 激光光凝：先光凝供养动脉，采用低能量长时间灼烧治疗瘤体。

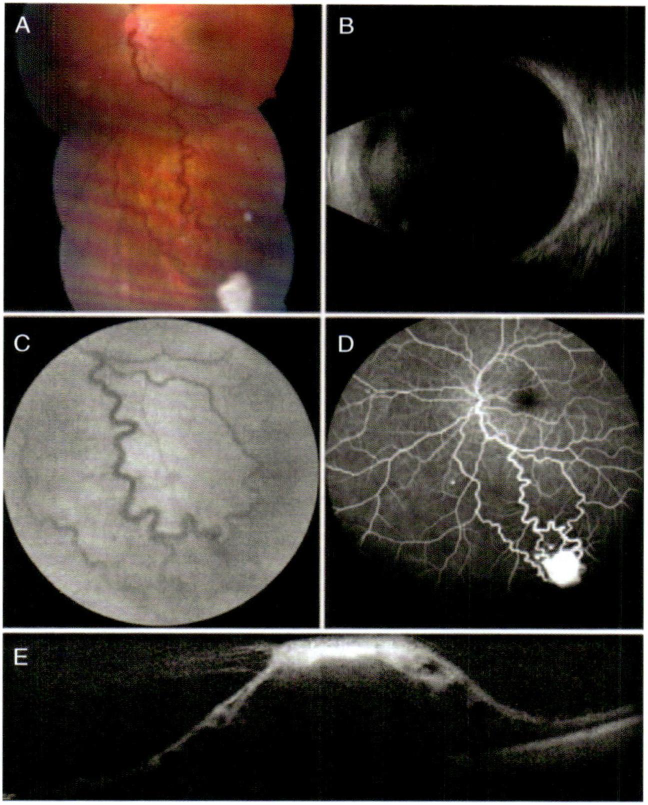

图 10-9 视网膜毛细血管瘤。(A)周边眼底照片显示供养动脉和回流静脉。(B)B 超显示高回声实性病变，无后方阴影。(C)眼底自发荧光显示等自发荧光。(D)FA 显示周边眼底瘤体强烈的强荧光，供养、回流血管扩张，无任何渗漏。(E)视网膜毛细血管瘤 OCT 显示一个隆起的光学致密肿块，底部有 SRF。

- 冷冻疗法：用于治疗大的瘤体周围伴渗出性视网膜脱离。
- PDT 和 TTT：中型肿瘤。
- 放疗：大肿瘤。
- 玻璃体视网膜手术：玻璃体切割术，用于肿瘤内切除或供养血管结扎、清除玻璃体积血、视网膜前纤维化或牵拉性视网膜脱离。

视网膜海绵状血管瘤

Prashant Yadav, Carol L. Shields

- 良性血管肿瘤，通常在儿童或年轻人中诊断。
- 可作为孤立的肿瘤或作为常染色体显性遗传模式的神经-眼-皮肤综合征的组成部分。可同时发生脉络膜血管瘤和眼部黑色素细胞增多症。
- 视网膜海绵状血管瘤可能与中枢神经系统血管异常、皮肤血管畸形有关；颅内出血、轻度卒中、动眼神经麻痹也可发生。

体征和症状

可能无症状；玻璃体积血导致视力下降。

检查结果

瘤体多囊样，暗红色，形如大小不等的紫葡萄，较少发生在视盘周围；无明显渗出，常沿视网膜静脉走行，无扩张的供养动脉；瘤体表面有白色纤维胶质组织；纤维膜增殖和牵拉可导致中心凹移位和视力下降；大的肿瘤可引起玻璃体积血和视网膜脱离。

诊断依据

- 眼底照相：记录肿瘤特征和范围(图 10–10A)。
- 超声检查：平坦的声学致密病变，无后方阴影(图 10–10B)。
- 眼底自发荧光：等自发荧光(图 10–10C)。
- FA：早期弱荧光；在静脉晚期，囊腔内液平面上方血浆为强荧光，下方荧光被沉淀的血细胞掩盖，形成“帽状荧光”，无渗漏(图 10–10D)。
- OCT：可显示 SRF 和黄斑水肿(图 10–10E)。
- MRI：检查系统性血管异常。

鉴别诊断

Coats 病、视网膜大动脉瘤、视网膜出血。

治疗

- 观察，因为大多数是相对静止的。
- 玻璃体切割术治疗玻璃体积血。
- 激光/冷冻疗法：对复发性出血的患者有帮助。

脉络膜血管瘤

Prashant Yadav，Carol L. Shields

两种类型：孤立型和弥漫型(多与 Sturge-Weber 综合征相关)。

体征和症状

可能无症状;继发性视网膜脱离或中心凹下位置所致的视力下降。

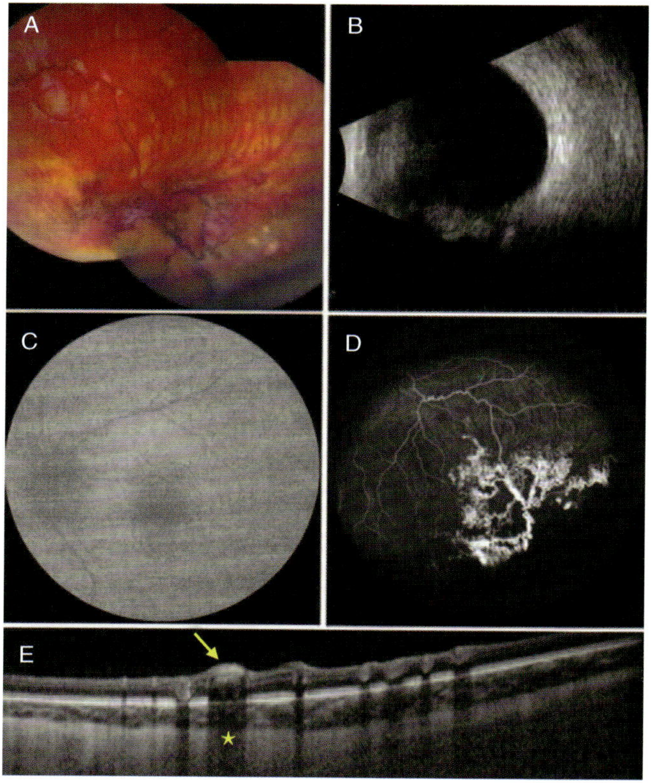

图 10-10 视网膜海绵状血管瘤。(A)眼底照片显示玻璃体纤维化。(B) B 超显示平坦的声学致密病变,无后方阴影。(C)眼底自发荧光显示等自发荧光。(D)FA 显示强荧光和葡萄状外观的动脉瘤。(E)OCT 显示视网膜内层高反射区(箭头),导致后方阴影(星号)。

检查结果

多位于眼底后极部，橘红色圆形或球形隆起，表面可有色素沉着；继发性浆液性视网膜脱离和视网膜劈裂可发生于肿瘤上方或邻近。

诊断依据

- 眼底照相：记录肿瘤特征和范围(图 10–11A)。
- 超声检查：A 超表现为起始高波，内反射波高，B 超显示卵圆形或盘状肿块，前界清楚，内反射有均匀波；有时由于 RPE 色素沉着，肿瘤表面出现高回声(图 10–11B)。
- 眼底自发荧光：瘤体表面有色素沉着；可能显示强自发荧光(图 10–11C)。
- FA：动脉前期肿瘤血管的不规则网状荧光和晚期持续的强荧光染色(图 10–11D)。
- 吲哚菁绿血管造影：病变早期肿瘤供应血管的充盈，后期强荧光的特征性表现。
- OCT：EDI–OCT 显示脉络膜圆顶状轮廓；可能显示视网膜下或视网膜内积液、视网膜劈裂和视网膜萎缩(图 10–11E)。
- MRI：T1 加权像高信号，T2 加权像等信号。

鉴别诊断

脉络膜黑色素瘤、脉络膜转移瘤、脉络膜骨瘤、中心性浆液性脉络膜视网膜病变。

治疗

- 无症状时进行观察。

- PDT：最有效的治疗；使用标准参数，如果 SRF 再次出现或持续存在，可重复该治疗。
- 放疗：敷贴治疗（3000cGy）或外照射（2000~3000cGy）对治疗血管瘤相关性视网膜脱离有效，特别是在 PDT 失败的情

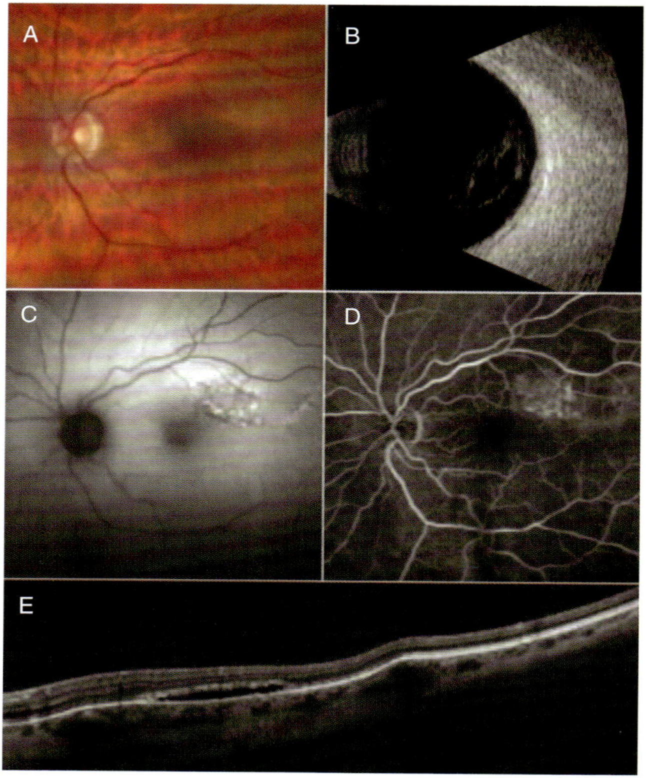

图 10-11　脉络膜血管瘤。（A）眼底照片显示左眼黄斑中心颞上方有一微小病变。（B）B 超显示脉络膜轻微隆起，声实性，无脉络膜凹陷。（C）眼底自发荧光显示强自发荧光。（D）静脉期 FA 显示强荧光。（E）OCT 显示肿瘤、SRF 和光感受器丢失。

况下。

- 摘除术：如果 NVG 和完全 RD 引起疼痛性盲眼。

视网膜蔓状血管瘤

Prashant Yadav, Carol L. Shields

- 良性视网膜 AV 吻合可作为孤立性病变或 Wyburn-Mason 综合征的组成部分。
- Wyburn-Mason 综合征：同侧眼眶、面部及中枢神经系统的动静脉吻合。

体征和症状

无症状、视力下降、弱视。

检查结果

Wyburn-Mason 综合征的 Archer 分类：

- 1 组：大交通血管间插入小动脉或异常毛细血管丛；颅内受累不常见。
- 2 组：直接动静脉吻合不含毛细血管；视网膜缺血的风险，可导致血管闭塞、出血和视力丧失；颅内 AVM 低风险(图 10–12)。
- 3 组：更复杂的动静脉吻合与严重视力丧失的高风险相关；颅内 AVM 的高风险。

诊断依据

- 眼底照相：记录肿瘤特征和范围。

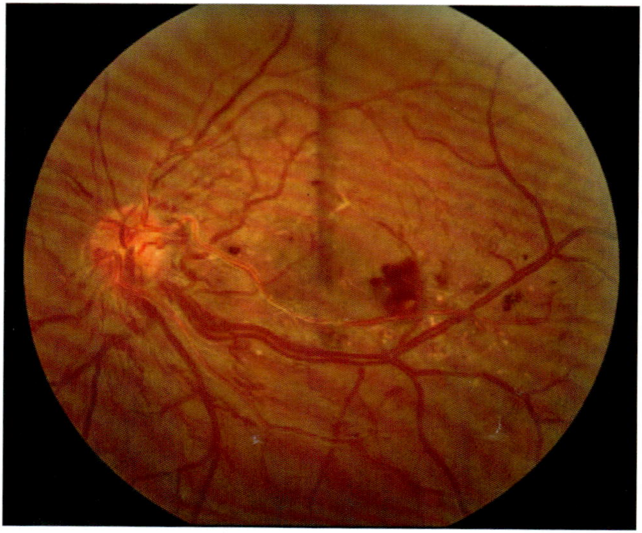

图 10–12 左眼彩色眼底照片显示与 Archer 2 组蔓状血管瘤伴视网膜内出血和微血管改变。

- FA:无明显荧光素渗漏。
- OCT:视网膜表面不规则,光密度与大血管相对应。
- MRI:排除大脑及眼周血管改变。

鉴别诊断

视网膜毛细血管瘤、家族性视网膜小动脉弯曲、视网膜分支静脉阻塞、VHL 综合征。

治疗

- 无症状患者应进行观察。
- 很少发生玻璃体积血或视网膜分支静脉阻塞,可采用常规方法处理。
- 如有相关颅内 AVM,请神经外科医生会诊。

脉络膜骨瘤

Prashant Yadav, Carol L. Shields

- 脉络膜骨瘤是病因不明的良性骨化性肿瘤,多见于年轻女性。
- 单侧占 79%,双侧占 21%,平均诊断年龄为 26 岁。

体征和症状

除非存在继发性 CNV,否则视力会慢性受损。

检查结果

主要位于后极部,多呈扁平状生长,边界清楚,并常有圆钝的伪足突出,瘤体呈黄白色或橙红色,表面可见散在的色素斑块;CNV 占 30%。

诊断依据

- 眼底照相:记录肿瘤特征和范围(图 10–13A)。
- 超声检查:强回声,由于钙化,伴随眼眶阴影,敏感性较低(图 10–13B)。
- 眼底自发荧光:新鲜 SRF 区域的明亮强自发荧光和脱钙区域的弱自发荧光(图 10–13C)。
- FA:早期病变处斑片状强荧光,晚期弥漫性荧光染色(图

10–13D)。

- 吲哚菁绿血管造影：早期弱荧光，晚期持续弱荧光。
- OCT：后极部隆起的中强反射病灶，夹杂点状高反射和窦腔

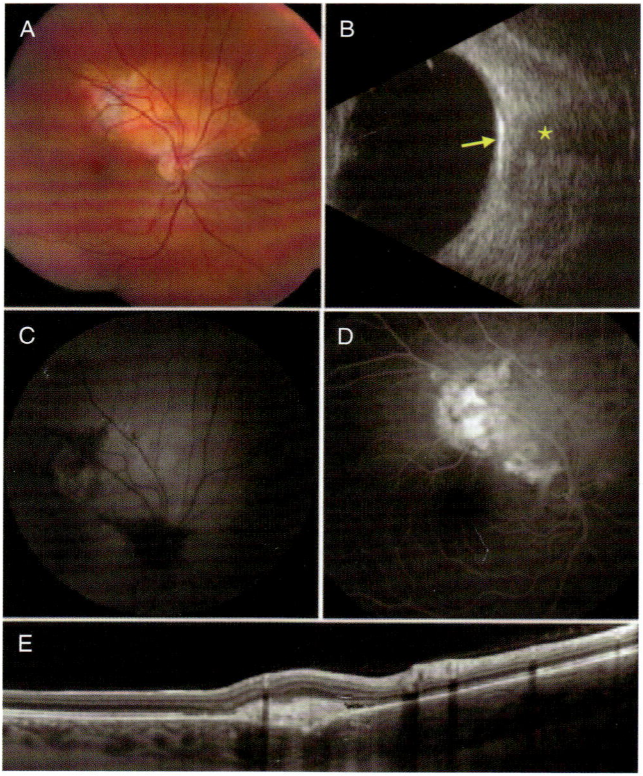

图 10–13 脉络膜骨瘤。(A)眼底照片显示视盘附近黄白色扇形病灶。(B)B 超显示脉络膜水平处条状密集高回声(箭头)，伴后部阴影(星号)。(C)眼底自发荧光显示病变钙化部分自发荧光增强，脱钙化部分自发荧光减弱。(D) 再循环阶段的 FA 显示病变的强荧光。(E)OCT 显示有 Haversian 通道的病灶内层，外层视网膜明显变薄，光感受器缺失。

样改变（骨小梁、肿瘤血管、Haversian 和 Volkmann 管），其下反射减弱，视网膜外层萎缩（图 10-13E）。

- CT/MRI：CT 显示与眶骨一致的高密度影像；MRI T1 呈高信号，T2 呈低信号。

鉴别诊断

脉络膜转移瘤、脉络膜黑色素瘤、无色素性脉络膜痣、后巩膜炎和视网膜下纤维化、巩膜脉络膜钙化、脉络膜内软骨与器官样痣综合征、脉络膜肉芽肿。

治疗

- 观察无症状病变。
- PDT：用于治疗黄斑中心外 CNV。
- 如果 CNV 形成，可注射抗 VEGF 药物。
- 激光光凝：多影响视力。

脉络膜转移癌

Prashant Yadav，Carol L. Shields

- 血行播散：25%~30%未发现系统性癌症；90%累及脉络膜，10%累及虹膜和睫状体。
- 最常见的起源：女性乳腺癌和男性肺癌；皮肤黑色素瘤和支气管类癌也倾向于转移到脉络膜。
- 总体预后较差，Kaplan-Meier 5 年生存率为 23%。

体征和症状

黄斑病变导致视力改变。

检查结果

视网膜下类圆形、轻微隆起的奶黄色病灶，边界不清，可导致浆液性视网膜脱离和色素改变；多数癌症的转移病灶显示淡黄色，但黑色素瘤为灰褐色，类癌、甲状腺癌和肾细胞癌为橙色；很少有视网膜转移；玻璃体转移非常罕见。

诊断依据

- 眼底照相：记录肿瘤特征和范围（图 10–14A）。
- 超声检查：A 超扫描瘤体呈中等不规则内反射，B 超见眼底扁平实性占位，可识别渗出性视网膜脱离（图 10–14B）。
- 眼底自发荧光：强自发荧光（图 10–14C）。
- FA：动静脉期斑驳荧光，晚期荧光渗漏呈点状强荧光（图 10–14D）。
- 吲哚菁绿血管造影：持续弱荧光。
- OCT：视网膜神经上皮层与 RPE 层间见细颗粒状或团状中高反射堆积，脉络膜及 RPE 层波浪状隆起（图 10–14E）。
- 全身检查：病史及体格检查、乳房 X 线照相、胸片及痰细胞学检查、肝功能检查、腹部及全身扫描、正电子发射断层扫描（PET）、CT 扫描、粪便隐血检查（FOBT）和尿液分析；如果偶然发现没有已知的原发癌症，请转诊至肿瘤科医生。

鉴别诊断

脉络膜无色素黑色素瘤、血管瘤、骨瘤、肉芽肿或无色素痣；后巩膜炎、葡萄膜渗漏综合征、福格特-小柳-原田综合征、中心性浆液性视网膜病变、视网膜下出血。

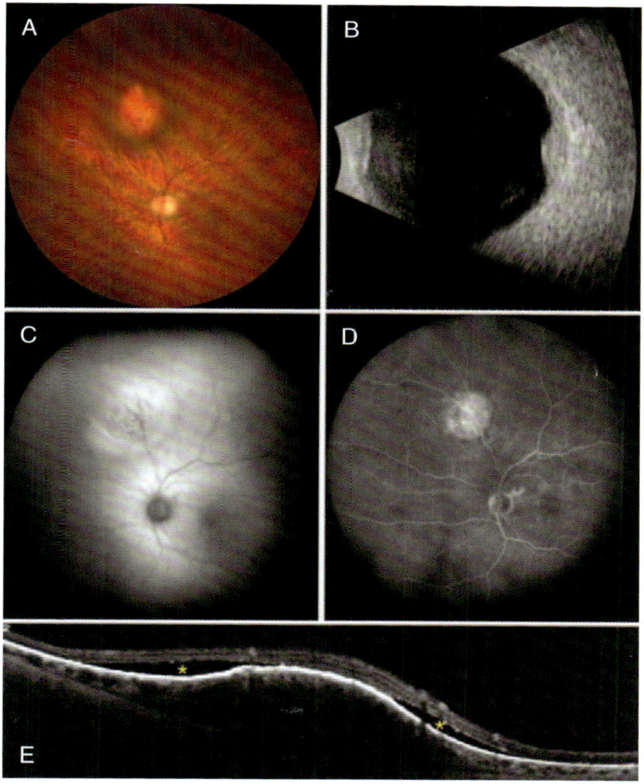

图 10-14　脉络膜转移瘤。(A)眼底照片显示视盘上方有一个橘黄色肿块。(B)B 超显示脉络膜实性占位，无脉络膜凹陷。(C)眼底自发荧光显示强自发荧光。(D)循环期的 FA 显示病变的斑驳状强荧光。(E)OCT 显示脉络膜肿瘤上覆有 SRF(星号)。

治疗

- 小的、无症状的肿瘤或那些对之前或目前化疗有反应的肿瘤需观察。
- PDT 用于脉络膜中较小的有症状的肿瘤。
- 放疗(敷贴或外放射)用于大的有症状的肿瘤。

脉络膜淋巴瘤

Prashant Yadav, Carol L. Shields

- 单侧发病,常见于 50~70 岁男性。
- 可能原发于葡萄膜或表现为多灶性系统性淋巴瘤;原发性受累可能与系统性淋巴瘤无关。
- 大多数病例表现为非霍奇金 B 细胞淋巴瘤的葡萄膜浸润。

体征和症状

渐进性无痛性视力模糊;若渗出性视网膜脱离累及中心凹,则发生视物变形;如果继发闭角型青光眼,则出现疼痛;如果眼外侵袭,则出现突眼或复视。

检查结果

一个或多个边界清楚的橘黄色斑块状病灶;病变可能产生弥漫性脉络膜增厚;可能存在继发性渗出性视网膜脱离。

诊断依据

- 眼底照相：记录病变、进展、治疗反应（图 10–15A）。
- 超声检查：弥漫性脉络膜增厚的低回声，伴有巩膜外浸润的局部低回声（图 10–15B）。
- 眼底自发荧光：显示等自发荧光（图 10–15C）。
- FA：早期弱荧光，中晚期强荧光（图 10–15D）。
- OCT：脉络膜增厚，RPE 层波浪状隆起，伴有局部神经上皮脱离（图 10–15E）。
- 全身评估：全血细胞计数、血清蛋白电泳、胸腹 CT 扫描。
- 活检：疑难病例中可行病灶或球壁 FNAB；在某些情况下，可对结膜部分进行活检。

鉴别诊断

无色素性黑色素瘤、脉络膜转移瘤、脉络膜血管瘤、鸟枪弹样脉络膜病变、多灶性脉络膜炎、结节病、葡萄膜渗漏综合征。

治疗

- 观察患者是否无症状；如果已知为系统性淋巴瘤并正在接受化疗，应密切监测复发情况。
- 如果患者出现症状，则进行详细检查，并通过 FNAB 确诊。
- 如果病灶是孤立性或局限性的，则进行敷贴放疗。

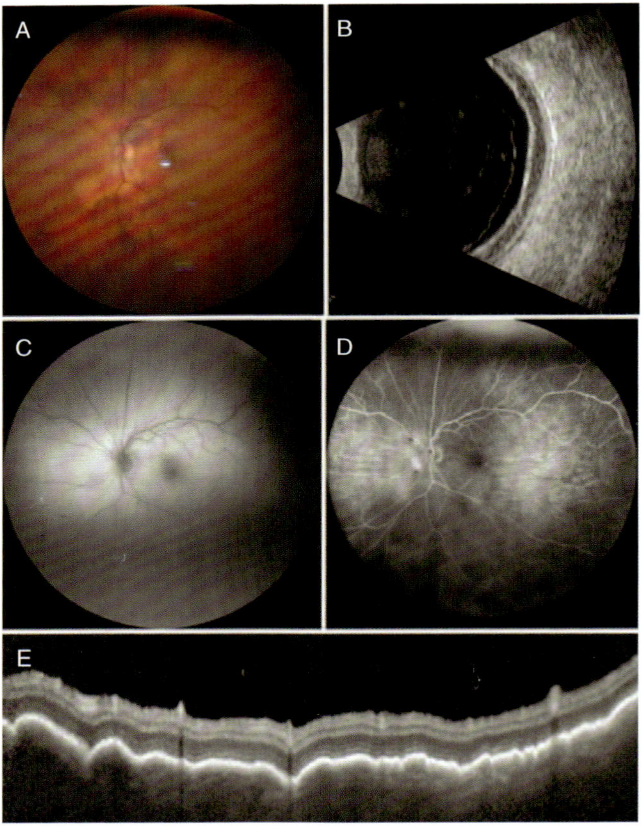

图 10–15 脉络膜淋巴瘤。(A)眼底照片显示多灶性视网膜下色素上皮浸润。(B)B 超显示脉络膜增厚和玻璃体受累。(C)眼底自发荧光显示等自发荧光。(D)再循环阶段的 FA 显示斑片状强荧光。(E)OCT 显示脉络膜浸润引起的波浪状改变。

原发性玻璃体视网膜淋巴瘤

Prashant Yadav, Carol L. Shields

- 原发性玻璃体视网膜淋巴瘤为原发性中枢神经系统淋巴瘤（PCSNL）的亚型，是结外非霍奇金淋巴瘤的一种；在 80%的病例中，眼部表现是疾病的最初表现。
- 占眼内淋巴瘤的 65%，90%的病例为双侧。
- 平均年龄为 60 岁，患者具有明显的免疫缺陷。

体征和症状

飞蚊症、视力模糊、无眼红或畏光。

检查结果

前房偶见浮游细胞；玻璃体内可见大量片状或团状玻璃体混浊，视网膜下奶油样黄白色浸润灶、视网膜血管炎、血管闭塞、渗出性视网膜脱离、视神经萎缩。

- 神经系统症状：头痛、恶心、人格改变、运动和感觉障碍、脑神经麻痹、偏瘫、共济失调。

诊断依据

- 眼底照相：记录肿瘤特征和范围（图 10-16A）。
- 超声检查：玻璃体混浊，视网膜脱离，视神经增宽（图 10-16B）。
- 眼底自发荧光：病变区域出现细微的强自发荧光（图 10-16C）。

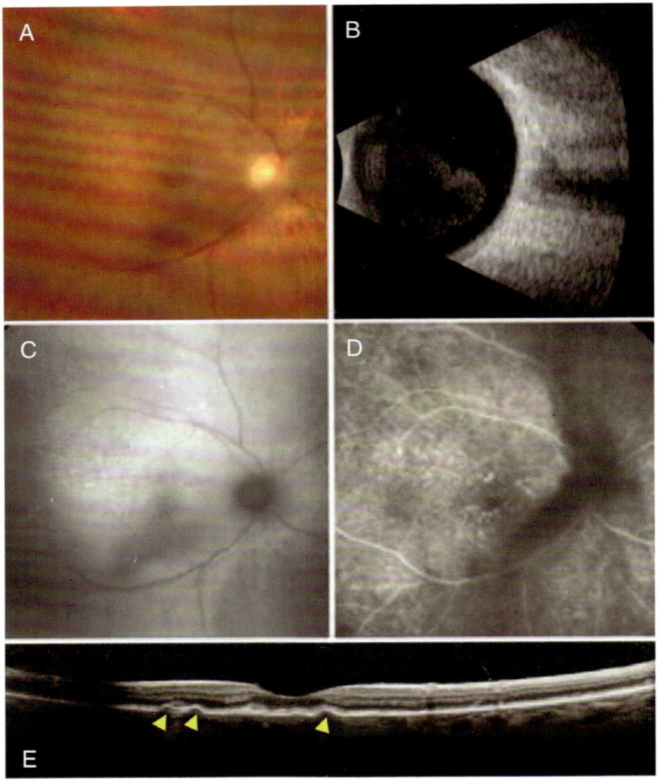

图 10–16 玻璃体视网膜淋巴瘤。(A)右眼眼底照片显示颞上方视网膜下浸润和屈光间质模糊，表明玻璃体受累。(B)B 超显示视网膜增厚和玻璃体浸润。(C)眼底自发荧光显示颞上区域的强自发荧光。(D)FA 显示浸润区域的斑点状强荧光。(E)OCT 显示多灶性 RPE 脱离(三角箭头)。

- FA：弥漫点状或颗粒状荧光，后期“豹斑状”强荧光（图 10-16D）。
- OCT：确定 SRF 和黄斑水肿的存在（图 10-16E）。
- FNAB：玻璃体样本或视网膜下结节的细胞学检查。
- 免疫组化：使用细胞表面标志物可识别 B 细胞。
- 腰椎穿刺：少数患者可能出现恶性细胞。

鉴别诊断

肿瘤（无色素黑色素瘤、脉络膜淋巴瘤、转移性疾病）；感染性疾病（慢性眼内炎、巨细胞病毒视网膜炎、急性视网膜坏死、弓形体病、梅毒、结核病）；非感染性疾病（急性后极部多灶性鳞状色素上皮病变、白塞葡萄膜炎、鸟枪弹样脉络膜视网膜病变、结节病）。

治疗

- 玻璃体内注射甲氨蝶呤：定期注射，并仔细随访肿瘤控制和眼部并发症，玻璃体内注射利妥昔单抗也取得了成功。
- 全身化疗：全身或鞘内注射甲氨蝶呤治疗脑部病变。
- 放疗：当仅限于眼睛时，可给予外照射放疗（3500~4000cGy）。对于并发的脑部病变，可进行头颅放疗。

视网膜血管增生性肿瘤

Prashant Yadav, Carol L. Shields

- 视网膜血管增生性肿瘤也被称为眼底血管增生性肿瘤

(VPTOF)。
  - 原发性 VPTOF:单侧孤立性病变,典型发生于颞下方视网膜。
  - 继发性 VPTOF:继发于视网膜和脉络膜的炎性反应,包括中间葡萄膜炎、视网膜色素变性、弓形体病、弓蛔虫病、创伤性脉络膜视网膜病、Coats 病和家族性渗出性玻璃体视网膜病变。
- 出现在 30~40 岁,男女受影响程度相当。

体征和症状

无症状到无痛性视力丧失。

检查结果

半个或多个,黄白色或橙红色,富含血管的瘤体位于周边部视网膜,可引起异常血管、大量渗出、黄斑囊样水肿、玻璃体积血、RPE 增生、渗出性视网膜脱离。

检查

- 眼底照相:记录肿瘤特征和范围(图 10-17A)。
- 吲哚菁绿血管造影:弱荧光,病变边缘染色。
- 超声检查:内部高回声(图 10-17B)。
- 眼底自发荧光:无自发荧光(图 10-17C)。
- FA:早期瘤体迅速出现荧光素充盈,晚期明显的荧光素渗漏(图 10-17D)。
- OCT:SRF(图 10-17E)。

鉴别诊断

视网膜毛细血管瘤、无色素性黑色素瘤、脉络膜新生血

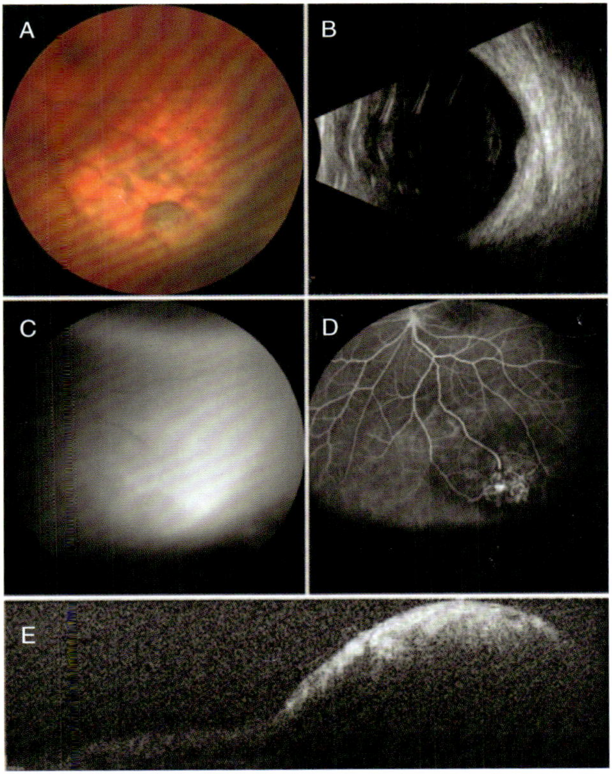

图 10–17　视网膜血管增生性肿瘤。(A)眼底照片显示左眼周边视网膜病变。(B)B 超显示声学致密肿块,无后方阴影。(C)眼底自发荧光显示等自发荧光。(D)FA 显示静脉期强荧光和渗漏。(E)OCT 显示瘤体伴视网膜增厚。

管、脉络膜血管瘤、Coats 病。

治疗

- 观察无症状的病变是否会自行消退。
- 如果出现进展性渗出或玻璃体积血，则进行冷冻治疗。
- 针对没有广泛渗出或局限视网膜脱离的病变进行激光光凝治疗。
- 未清除的玻璃体积血行玻璃体切割术治疗，可辅以激光和冷冻治疗。
- 较小病变可用 PDT。
- 敷贴放疗仅适用于其他治疗无效的病例。

索引

R

S

T

W

X

Y

Z

其他